近代名医著作丛书·河南卷

毛德西　主编

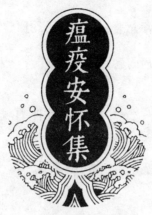

瘟疫安怀集

〔清〕田净意　著

曾垂义　毛德西　整理

中原农民出版社
CENTRAL CHINA FARMERS' PUBLISHING HOUSE
·郑州·

图书在版编目(CIP)数据

瘟疫安怀集/(清)田净意著;曾垂义,毛德西整理. —郑州:
中原农民出版社,2017.3
(近代名医著作丛书.河南卷)
ISBN 978-7-5542-1455-8

Ⅰ.①瘟… Ⅱ.①田… ②曾… ③毛… Ⅲ.①瘟疫-中医
治疗法-汇编 Ⅳ.①R254.3

中国版本图书馆 CIP 数据核字(2016)第 285078 号

瘟疫安怀集
WENYI ANHUAI JI

出版:中原农民出版社

地址:河南省郑州市经五路 66 号   邮编:450002

网址:http://www.zynm.com   电话:0371-65751257

发行单位:全国新华书店

承印单位:辉县市伟业印务有限公司

投稿邮箱:zynmpress@sina.com

医卫博客:http://blog.sina.com.cn/zynmcbs

策划编辑电话:0371-65788653   邮购热线:0371-65724566

开本:710mm×1010mm   1/16

印张:10

字数:133 千字

版次:2017 年 3 月第 1 版   印次:2017 年 3 月第 1 次印刷

书号:ISBN 978-7-5542-1455-8   定价:25.00 元

本书如有印装质量问题,由承印厂负责调换

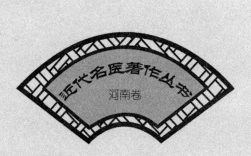

近代名医著作丛书

河南卷

《近代名医著作丛书·河南卷》

序

—※—

　　河南,地处中原,位于黄河流域,是中华灿烂文化的发祥地之一。在这片土地上,悠久的历史及丰厚的文化底蕴,造就了一代又一代各行各业的名士豪杰,医学领域也是如此。不断涌现的大医名家,为中华民族的繁衍昌盛及中国医学的发展做出了卓越贡献。

　　自鸦片战争以来,富饶的中华大地多次遭受帝国主义列强的凌辱和掠夺,加上多次不可抗拒的自然灾害,使得中国人民的前进步履变得缓慢而艰难。在这种苦涩难熬的日子里,承担着华夏民族繁衍的中医学,发展的步伐也变得蹒跚无力。但是那些生活在百姓之中最基层的"郎中",一刻也未停止过自己的天职与责任。他们在为百姓把脉看病的同时,亦未中断笔耕,为中医学的继承与发扬留下了珍贵的篇章。

　　为了保护这些珍贵的篇章,我们组织了一批中医学专家,整理了这套《近代名医著作丛书·河南卷》。首批整理10部,这10部中,有木印本,有石印本,有刻印本,其中《瘟疫安怀集》,是许多读者未曾见过的木印本(原木版已毁于"文革"时期)。10部书涉及内容有名家医案、医论、经验杂谈等,具有较高的实用价值。

此套丛书的整理，是对原书有条理地进行梳理和分析。整理后的行文采用简化字和现代标点编排，每本书前都有整理说明。书中的"注释"与"评语"，力求言简意赅，翔实准确，公允透彻，避免烦琐的考证。

　　"文章千古事，得失寸心知。"校注整理中可能有不尽原义之处，诚恳同道与广大读者批评指正，以便我们及时纠正。

毛德西

2015 年冬于河南省中医院至简斋

整理说明

—※—

将《瘟疫安怀集》整理出版,是余三四十年的愿望了。

20 世纪 60 年代,余从启蒙老师张文甫先生那里看到《瘟疫安怀集》手写本。那个时候,只是感到此书读来上口,易于背诵,且老师常用书中方药治疗温热病及疑难杂病,多获良效,更使余对其爱不释手,急就抄写之,将其视为秘本而珍藏。

过了十余年,看到了原木刻本,才知此书之珍贵。原木刻本共两册四卷,大小为 13 厘米 × 19 厘米,由白绵纸印制。作者田净意,名鸾,生卒年代不明,但从作者序中看出,此书撰写于"道光丁酉年",即 1837 年,至今已有 178 年了。据闻原木刻版已不存在。在整理此书过程中,名医工作室张海杰又送来一本手抄本,用毛笔正楷抄写,据说是其祖父传下来的,可见在她家里也已传承三代人了,其中有的纸张破得已不能翻阅了。最近从网上得悉,在民间流传的本书木刻本竟然炒卖到十万元(一套),如果我们不抓紧整理出版,将极大地影响此书的传播。

田净意,善写诗作文,又善治病,尤精于儿科疾病及瘟疫诸症。清道光年间,巩义瘟疫肆行,田净意自制五瘟至宝丸、灵应豁心丹,命弟子施送于百姓,济世活人。田氏认为,瘟疫一症,虽有吴又可之《温疫论》可以作为医学津梁,但人多忽视,于是他在《温疫论》的基础上编著了《瘟疫安怀集》四卷。此书多为方歌,较吴又可之论更为详明,便于诵记,利于临证使用。书名"安怀",即"安老怀少"之意,意为使老人安乐,使少者得到关怀。语出《论语·公冶长》:"长者安之,朋友信之,少者怀之。"表现了田氏作为医者的仁人之心。田氏著作另有《育婴集》,专论小儿疾病论治精要。

此次整理时,查阅《全国中医图书目录》(中国中医研究院图书馆编,中医古籍出版社出版,1991年1月第一版),内无田净意《瘟疫安怀集》之记载。

在整理过程中,发现张文甫老师的手抄本与木刻本略有差异,虽然这部分内容不是太多,但还是无遗漏为好。为此,特将这部分文字补充到这本书上,以利于读者学习与理解。

全书分四卷。卷一总论瘟疫的概念及总的治疗原则;卷二论瘟疫诸恶症及汗法、下法的应用;卷三论瘟疫下后诸症、瘟疫诸肿症及杂症、兼症,瘟疫九种传变的治疗;卷四论瘟疫愈后的调理,六经辨证、辨脉及用药法。

全书处方计68首,出自《温疫论》者25首(占36.76%),《伤寒论》14首(占20.59%),《金匮要略》1首(占1.47%),出于本书(或系田净意自拟)12首(占17.65%),其他著作16首(占23.53%)。

此次整理说明如下:

一、此次整理本以道光木刻本为蓝本,结合张文甫老师的手抄本,以冀臻于完善。张文甫老师手抄本的内容以"张本"表示。

二、由于年代日久,原木刻本的序文(包括田净意序文及其弟子序文)系狂草且有脱落文句,无法辨认完全。此次整理,将原序文影印附于书后。

三、对全书的文字、标点做进一步修正。

四、对书中疑难字词,以"注释"形式进行解释。

五、原书"注"保留,此次整理的按语以"评语"为记。

六、此次整理,所引用《伤寒论》条文(包括序号与原文),均以宋代赵开美本为依据。

七、原书药物分量，不做更换。

八、原书中"瘟"与"温"、"症"与"证"与现今用法有异，现保持原貌，不予改动。

九、为便于读者查阅，凡书中云某方见某论下者，其后均标注此方所在本书页码。

十、书末附有原木刻本的部分影印。

整理者

2015 年 12 月于郑州

目录

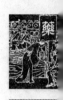

瘟疫安怀集序 ……………………………… 2

瘟疫安怀集卷一

瘟疫总论 ………………………………… 6

五脏六腑分表里 ………………………… 10

瘟疫伤寒不同辨 ………………………… 11

瘟疫初起论 ……………………………… 13

感重感轻论 ……………………………… 15

邪溢三阳经论 …………………………… 15

三阳经加法论 …………………………… 16

瘟疫内外中论 …………………………… 16

表里不明论 ……………………………… 17

妄下更热论 ……………………………… 17

邪将分传论 ……………………………… 18

邪将传表论 ……………………………… 19

邪已传表论 ……………………………… 19

表有余邪论 ……………………………… 20

初起不宜用白虎汤论 ┈┈┈┈┈┈ 22

传里不宜用白虎汤论 ┈┈┈┈┈┈ 22

邪将传里论 ┈┈┈┈┈┈┈┈ 23

邪已传里论 ┈┈┈┈┈┈┈┈ 23

承气宜用论 ┈┈┈┈┈┈┈┈ 25

任意逐邪勿论结粪论 ┈┈┈┈┈┈ 25

里邪未尽论 ┈┈┈┈┈┈┈┈ 26

瘟疫安怀集卷二

表里分传论 ┈┈┈┈┈┈┈┈ 28

缓急轻重论 ┈┈┈┈┈┈┈┈ 28

急攻法 ┈┈┈┈┈┈┈┈┈┈ 29

瘟疫恶症论 ┈┈┈┈┈┈┈┈ 29

虚烦似狂恶症论 ┈┈┈┈┈┈┈ 30

失下恶症论 ┈┈┈┈┈┈┈┈ 31

下后恶症论 ┈┈┈┈┈┈┈┈ 32

四损恶症论 ┈┈┈┈┈┈┈┈ 33

有正气不足者 ┈┈┈┈┈┈┈ 33

有真血不足者 ┈┈┈┈┈┈┈ 34

有真阳不足者 ┈┈┈┈┈┈┈ 34

有真阴不足者 ┈┈┈┈┈┈┈ 34

诸汗症 ┈┈┈┈┈┈┈┈┈┈ 35

战汗论 ┈┈┈┈┈┈┈┈┈ 35

复战汗论 ┈┈┈┈┈┈┈┈ 35

自汗论 ┈┈┈┈┈┈┈┈┈ 36

下后汗论 ┈┈┈┈┈┈┈┈ 36

瘟疫安怀集

盗汗论 ……………………………… 37

狂汗论 ……………………………… 37

虚脱汗论 …………………………… 38

表虚汗论 …………………………… 38

表里两虚汗出论 …………………… 39

失汗症论 …………………………… 40

瘟疫斑疹论 …………………………… 41

汗斑合论 ……………………………… 42

瘟疫诸下症 …………………………… 42

大便宜下四症 ……………………… 42

验口舌下症 ………………………… 44

端的下症论 ………………………… 44

不可下症论 ………………………… 45

阳证似阴宜下诸症论 ……………… 45

脉厥体厥论 …………………………… 46

阴阳分治论 …………………………… 47

下症捷要诀 …………………………… 47

因症数下歌 …………………………… 48

停药药烦症论 ………………………… 49

失下诸症 ……………………………… 50

失下蓄血症 ………………………… 50

失下鼻血吐血症 …………………… 51

失下大便下血症 …………………… 52

失下小便下血症 …………………… 52

亡血过多症 ………………………… 53

失下发黄症 ………………………… 54

失下面肿四肢肿症 …………………… 54

失下成泻症 ……………………………… 55

失下成痢症 ……………………………… 56

失足厥阴下后热症 ……………………… 56

瘟疫安怀集卷三

瘟疫下后诸症论 ……………………… 60

下后邪复聚论 …………………………… 60

下后反热论 ……………………………… 60

下后膜原有余邪论 ……………………… 61

下后脉复沉论 …………………………… 61

下后脉复数论 …………………………… 61

下后脉浮微数论 ………………………… 62

下后脉近浮论 …………………………… 62

下后腹疼论 ……………………………… 62

下后谵语论 ……………………………… 63

下后目涩口裂论 ………………………… 64

下后痰嗽论 ……………………………… 65

下后夺气不语论 ………………………… 66

下后夺液无汗论 ………………………… 66

下后遍身疼痛论 ………………………… 67

下后反痞论 ……………………………… 67

下后反呕论 ……………………………… 68

下后大便不行呕论 ……………………… 69

瘟疫诸肿症 …………………………… 70

应下浮肿论 ……………………………… 70

瘟疫安怀集

4

微下身肿论 ……………………………… 70

先肿后疫论 ……………………………… 71

疫兼水肿论 ……………………………… 71

病后身肿论 ……………………………… 72

愈后身肿论 ……………………………… 72

愈后喘急论 ……………………………… 73

瘟疫杂症 ………………………………… 73

疫邪发疸是腑病论 ……………………… 73

疫邪发斑论 ……………………………… 74

发斑验症诀 ……………………………… 75

邪在胸膈论 ……………………………… 76

瘟疫小便涩症 …………………………… 77

小便赤浊症 ……………………………… 77

感冒兼疫症 ……………………………… 78

先疟后疫症论 …………………………… 78

先疫后疟症论 …………………………… 79

痢疾兼症 ………………………………… 80

邪热延心成狂症 ………………………… 81

疫邪直入肠胃症 ………………………… 82

疫邪直入经络症 ………………………… 82

大头瘟症论 ……………………………… 83

疫延心肺越经症 ………………………… 84

瘟疫夹血症 ……………………………… 85

疫兼吐蛔症 ……………………………… 85

瘟疫呃逆症 ……………………………… 85

瘟疫九传论 ……………………………… 86

目录

但表不里论 ·········· 87

表而再表论 ·········· 87

但里不表论 ·········· 87

里而再里论 ·········· 88

表里分传论 ·········· 89

再分传论 ·········· 89

表里偏胜论 ·········· 89

先表后里论 ·········· 90

先里后表论 ·········· 90

瘟疫安怀集卷四

传变不常论 ·········· 94

行邪伏邪论 ·········· 94

医病相怨论 ·········· 95

轻疫难识论 ·········· 95

误治成痼症 ·········· 96

调理法论 ·········· 97

论食 ·········· 98

论饮 ·········· 98

三复症 ·········· 99

劳复症 ·········· 99

食复症 ·········· 100

自复症 ·········· 101

愈后症 ·········· 101

瘟愈结存论 ·········· 101

瘟疫安怀集

　　愈后大便不行论 ················· 102

　　愈后泄泻症 ·················· 103

妇人时疫论 ··················· 104

小儿时疫论 ··················· 105

医学审病法 ··················· 106

用药玄机法 ··················· 107

太阳经见证法 ·················· 107

阳明经见证法 ·················· 109

少阳经见证法 ·················· 110

太阴经见证法 ·················· 110

少阴经见证法 ·················· 111

厥阴经见证法 ·················· 112

备用良方 ···················· 113

附一:关于田净意的传说 ············ 117

附二:原木刻本影印(部分) ·········· 123

瘟疫安怀集

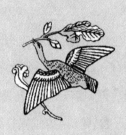

瘟疫安怀集序

—※—

天地以好生为心，生生化化，品物流形①，道之所以恒久而不已也。今先生亦以好生为心，直欲无一，夫之不获，是其德同覆载②，即与覆载同悠久矣。乙未③夏，瘟疫肆行，几坠老幼于涂炭中。吾先生大有所不忍也，因修书一卷，题曰《瘟疫安怀集》。书既成，刊以行世，即其辨诸症、分经络、著病论、联方歌，条陈缕析，精切不磨，使读之者览其书，知其意，于以普救生灵于万世。呜呼！是诚仁人君子之用心也已。盖简捷详密，以便查识，明白晓畅，以便领会。较诸往古，尹④创煎药，和⑤造医方，仲景论伤寒，龙宫之禁方⑥尽妙，肘后之急要⑦最奇，不更有神而明之，发其所未发者哉。近来医道难言矣，厉气⑧之中人更难识矣。倘于五运六气，未能尽悉，而于因时审病，奚以尽的，用药不当，贻害转深，其视安之怀之，为何如哉？唯先生默体⑨夫宣圣⑩安怀⑪之遗意，自以为补救事，澄澈⑫夫阴阳造物之底蕴，独作一辅相家。诸症难云尽善，而瘟疫又必致详，登诸简策，永垂罔斁⑬，遂令千百载下，披阅之余，仰见济世活人之深心，参天地赞化育之功用，莫不欣羡爱戴而俨若提命之在前也。呜呼！盛德之怡人至矣哉！

巩邑张大来丛吉氏书

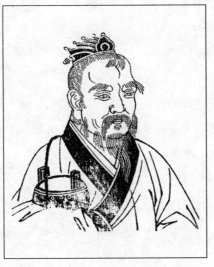

伊尹像

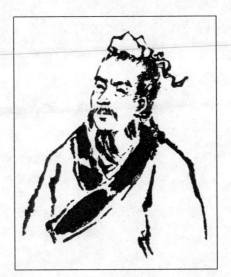

医和像

【注释】

①品物流形:语出《周易·乾》:"云行雨施,品物流形。"品物,品类之物,指万物。流形,变动成形。

②覆载:原指天地疪育及包容万物。《中庸》:"天之所覆,地之所载。"后亦用为天地的代称。

③乙未:即 1835 年(清道光十五年)。

④尹:即伊尹,商初大臣。名伊,尹是官名。其以高超之烹调术游说于汤,汤王礼聘之,后为相。伊尹甚明本草药性,古代传说其为汤液之祖,著有《汤液经法》。

⑤和:即医和,春秋时秦国良医。医为职业称谓,和是名字。据《左传·昭公元年》载,他曾倡论阴、阳、风、雨、晦、明为"六气",认为六气太过,可引起不同疾病,反映了当时朴素唯物的病因学。

⑥龙宫之禁方:相传孙思邈曾得龙宫禁方三十首,皆有奇效。

⑦肘后之急要:指晋代葛洪之《肘后备急方》。

⑧厉气:又名疠气、疫疠之气、毒气、异气、戾气、乖戾之气、杂气。指具有强烈传染性的病邪,是温疫病和某些外科感染的病因。

⑨默体:默默从心中体会。

⑩宣圣:即孔子。西汉元始元年汉平帝追谥孔子为"褒成宣尼公",故后人又称孔子为宣圣、宣尼、宣父等。

⑪安怀:"安老怀少"之意。使老人安乐,使少者得到关怀。语出《论语·公冶长》:"长者安之,朋友信之,少者怀之。"形容使人民生活安定。

⑫澄澈:水清见底。王献之《镜湖帖》:"镜湖澄澈,清流泻注。"这里指讲得很透彻。

⑬斁(yì):厌弃。

瘟疫安怀集　卷一

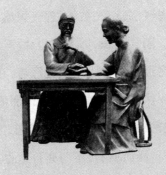

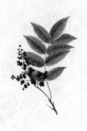

瘟疫总论

瘟疫之病，人多异论，不知瘟疫乃感天地之厉气而始发，在民岁有多寡，在方隅①有厚薄，在四时有盛衰。邪气之来，不分老少，无论强弱，触之即病。

邪从口鼻而入，此客感之邪，内不在脏腑，外不在经络，舍于膜原②，皆在伏脊之前，肠胃之后。胃为十二经之大海，十二经皆会于胃，故胃气能敷布于十二经中，而荣养百骸毫发之间，靡所不贯。

凡邪之在经为表，在胃为里，今邪在膜原之地，正当经胃交关之所，故为半表半里之间。此淫热之气浮越于太阳经，则有头疼、项疼、腰疼如折等症；浮越于阳明经，则有眉棱骨疼、目疼、鼻干、不眠等症；浮越于少阳经，则有耳聋、胁疼、寒热、呕而口苦等症。而传经之次序，大概观之，太阳居多，阳明次之，少阳又其次也。邪之所着，有天授③、传染之分，所感虽殊，其病则一。

大抵壮者邪难入，弱者邪易乘，其感之深者中而即病，感之浅者不能即发，或遇饥饱劳役、忧思气怒，正气被伤，邪气炽盛，其始隔阳于内，故先凛凛而恶寒，甚则四肢厥逆。阳气所积，郁极而通，故厥回而中外皆热。至时但热而不恶寒者，因其阳气之通也。此际或反无汗者，在乎邪结之轻重也。即使有汗，乃肌表之汗，邪气深伏，何能得解？必俟伏邪溃散，表气潜行于内，乃作大汗。积气由膜原以达表，振战止而后汗，表里相通，大汗淋漓，此名战汗④，当即脉净身凉而愈。然则有自汗而愈者，不药亦自愈也。伏邪未溃，所有之汗，不过胃气渐通，热虽暂减，愈时复热，岂可愈乎！故午后潮热者，阳气郁甚，与时消息⑤也。自后加热而不恶寒者，阳气之积也。其恶寒或微或甚，或遇风而憎寒，或覆被而寒少，因其阳气之盛衰也；其发热或短或长，或昼夜而纯热，或黎明而稍减，因其感邪之轻重也。

及言其变，或呕或吐，或咽干，或痰甚，或纯发热，或兼恶寒，或先恶寒而后发热，或先一日恶寒而后纯乎发热，以后渐渐寒少而热多，或昼夜纯热，或午后潮热，余时稍缓也。有从外解者，或自汗，或盗汗，或狂汗，亦有渐消者，不知不觉而自愈也。有从内传者，或胸膈膨闷，或心腹胀满，或心腹疼，或胸胁疼，或大便不通，或前后癃闭，或协热下痢，或热结膀胱。舌有黄苔黑苔者，有口燥舌裂者，有舌生芒刺者，有舌色紫赤者。有鼻孔如烟煤黑者，有发黄、发疸及蓄血、吐血、衄血、大小便血、汗血、齿血、嗽血者，有发疙瘩疮者。有愈后渐加饮食如旧者，有愈后饮食胜常二三倍者，有愈后爪脱发落者。至论恶症，口噤不张、昏不知人、足屈不伸、唇口牵动、手足振战、直视上视、二目圆睁、口张声哑、舌强不舒、遗尿遗屎、颈项发痉、手足发痉、筋惕肉瞤、循衣摸床、撮空理线⑥等症，皆因气血虚实，脏腑强弱，感之轻重而有异也。症虽不同，其邪则一。其用药也，宜辨其何者为忌而不用，何者为宜而善用；其治症也，宜辨其何者为在表，何者为在里，何者为急而急攻，何者为缓而缓治，则邪毒泄而病根拔，病根拔而诸症去矣。

（张本）瘟疫之病多异论，不知乃感戾气生。

民岁戾气有多寡，方隅厚薄历不同。

四时戾气有盛衰，老少强弱触即病。

邪气先从口鼻入，不在脏腑不在经。

伏脊之前肠胃后，膜原之间所舍宫。

胃为十二经大海，十二经皆汇胃中。

胃气敷布养百骸，毫发之间皆贯通。

凡邪在经皆为表，在胃为里邪传重。

经胃交关膜原地，邪在半表半里中。

淫热之邪多浮越，传经之病宜审清。

头痛项强腰如折，其邪先传太阳经。

眉棱骨痛与目痛，鼻干不眠传阳明。

耳聋胁痛兼寒热，呕而口苦少阳经。

邪有天授人传染，所感虽殊病则同。

大抵壮者邪难入，气虚弱者邪易乘。

感之深者中即病，感之浅者不即病。

或遇饥饱并劳役，忧思怒伤邪方乘。

隔阳于内邪炽盛，故先凛凛见寒憎。

甚则四肢或厥逆，不得治与寒证同。

一旦阳积郁极通，厥回内外皆热蒸。

至时但热不恶寒，因其阳气周身通。

此际或反无汗者，邪气深伏何解中。

必俟伏邪溃散后，表邪潜行大汗通。

积气膜原以达表，战汗淋漓身凉清。

自汗亦有不药愈，伏邪未溃汗无功。

胃气渐通身有汗，热时渐减愈时生。

午后潮热阳气郁，自后加热阳气烘。

遇风憎寒有微甚，因其阳气盛衰从。

发热时长或时短，昼夜纯热有不同。

或是黎明而稍减，皆因邪感有重轻。

言其变证或呕吐，咽干痰盛纯热蒸。

或先恶寒后发热，或先日寒后热蒸。

或兼寒少而热多，午后潮热状不同。

有从外解或自汗，盗汗狂汗渐消蒸。

瘟疫安怀集

有从内传胸膨闷,心腹胀满或兼痛。

胁痛胁热或下利,否则大便或不通。

热结膀胱病癃闭,舌有黄苔黑苔成。

口燥舌裂生芒刺,鼻孔烟煤舌紫红。

蓄血吐血及衄血,便血嗽血汗血腥。

有发疹瘰有发痕,此为内传症不同。

愈后饮食有如旧,亦有较常二三增。

亦有爪脱与发落,愈后形容亦不同。

至论恶症最为畏,口噤不张昏不醒。

足屈不伸手足战,唇口牵动目圆睁。

口张声哑舌强硬,遗尿遗屎项强痛。

筋惕肉瞤肢发痉,循衣摸床或撮空。

恶症更比变证重,皆因邪气有重轻。

用药宜辨何者忌,何者为宜何善用。

治症宜辨何表里,何者缓治何者攻。

能拔病根邪毒泄,诸症自去有神功。

1瘟疫安怀集卷

【注释】

①方隅:四方和四隅。

②膜原:指胸腹与膈肌之间的部位。《素问·举痛论》:"寒气客于肠胃之间,膜原之下,血不得散,小络急引故痛。"

③天授:上天所授,引申指与生俱有的禀赋。此指直接感受戾气。

④战汗:即全身战栗后汗出,是热性病过程中正邪抗争的一种表现。如战汗后热退,脉静身凉,表示邪去正安,元气恢复,是一种好现象。若汗出后四肢厥冷、烦躁不安,表示正不胜邪,则是危重证候。战汗多见于各种传染病的初、中期。

⑤与时消息:指与一天之中的阴阳变化周期一起增长消退。消,消退、消亡;息,滋

99

生、繁殖。《周易·丰》:"日中则昃,月盈则食,天地盈虚,与时消息。"

⑥撮空理线:症状。患者神志不清,两手无目的地向空中抓物,同时拇指和食指不断捻动,状若理线,是病情危重,邪盛正虚,或元气将脱时的表现。实证、虚证均可见本症。

【评语】

瘟疫感戾气所发,邪客膜原,与体质强弱有关。临床有自愈,有外解,有内传,表现各异,甚或变生他症,预后凶险。临证需细思审辨,药达病所,防其传变,方能邪去正安。

五脏六腑分表里

足太阳与足少阴为表里,膀胱属太阳在表,肾属少阴在里。

足阳明与足太阴为表里,胃属阳明在表,脾属太阴在里。

足少阳与足厥阴为表里,胆属少阳在表,肝属厥阴在里。

手太阳与手少阴为表里,小肠属太阳在表,心属少阴在里。

手阳明与手太阴为表里,大肠属阳明在表,肺属太阴在里。

手少阳与手厥阴为表里,三焦属少阳在表,心包络属厥阴在里。

(张本)足太阳系膀胱经,与少阴肾里相通,

如问表里何以辨,腑表脏里不虚乘。

脾与胃兮肝与胆,心与小肠表里通,

肺与大肠为表里,三焦属表心包中。

瘟疫伤寒不同辨

瘟疫原与伤寒异,时医误以伤寒治。

疫感天地戾气成,邪自口鼻入于内。

不客脏腑不客经,正当经胃交关处。

始而发热继恶寒,非若伤寒寒热兼。

日晡益甚逾时减,不似伤寒无止焉。

瘟疫与疟仿佛,但疟不拘何时,有对时而发,或一日一发,或间日而发,独不传胃,若传胃即瘟疟也,又不若伤寒发热而兼恶寒,昼夜无止息也。(弟子颜注)

伤寒冷症而无颜色,唇口刮白,舌无芒刺,脉不数,口不渴,喜热饮,少冷则畏,战栗不已,是伤寒也。瘟疫热症,初发之时,邪在膜原,隔阳于内,表气不得通于里,里气不能达于表,故先凛凛而恶寒,甚亦六脉俱无,遍体冰凉,但唇红口燥,舌有芒刺,大渴饮水,皆有分辨。时医不识,直言脉厥①、体厥②,误认以为伤寒,而用附子理中汤、回阳救苦汤,误人多矣。(弟子归注)

【注释】

①脉厥:病证名,指六脉如无之重症。吴又可《温疫论·脉厥》:"温疫得里证,神色不败,言动自如,别无怪证,忽然六脉如丝,沉细而软,甚至于无,或两手俱无,或一手先伏。察其人不应有此脉,今有此脉者,皆缘应下失下,内结壅闭,营气逆于内,不能达于四末,此脉厥也。"

②体厥:病证名,热极反见身冷如冰之症。《温疫论·体厥》:"阳证脉阴,身冷如冰为体厥……今亢阳已极,以至通身冰冷,此体厥也。六脉如无者,群龙无首之象,证亦危矣。"

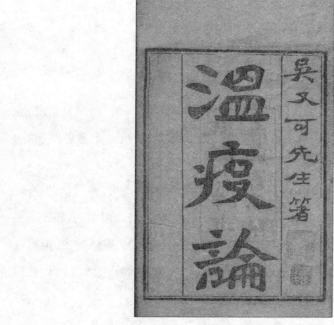

《温疫论》书影

【评语】

　　瘟疫与伤寒感邪、病位、传变、表现均不相同。瘟疫为感戾气所致,必发热在前而后恶寒,非伤寒发热恶寒同时出现。即使隔阳于内,在外表现厥冷,也应有口燥、舌有芒刺、大渴饮水等热证表现,非伤寒里外皆寒。临证当细辨,而不可误治。

瘟疫初起论

　　　　瘟疫初起在膜原,隔阳于内故憎寒。

　　　　甚至脉厥并体厥,不可误认为伤寒。

　　　　只用姜汤饮几盏,郁极而通内外炎。

　　　　申时①益甚过时减,邪在半表半里间。

　　　　未传于表不可汗,强汗伤经邪依然。

　　　　未传于里不可下,强下伤胃病难痊。

　　　　只用达原加减治,视邪向表向里传。

达原饮②方

　　槟榔二钱,厚朴一钱五分,白芍一钱五分,知母二钱,黄芩一钱五分,草果一钱五分,甘草一钱。

　　达原饮方解

　　　　槟榔能消又能磨,专除伏邪疏和药。

　　　　厚朴能破戾结气,草果辛烈气雄猛。

　　　　三味协力入巢穴,使邪溃败速离窝。

　　　　重用知母以滋阴,少用白芍以和血。

　　　　黄芩清燥热之余,甘草和中不须多。

达原饮方歌

　　达原饮内槟榔先,厚朴白芍知芩兼,

　　草果甘草须减下,午后温服用水煎。

【注释】

①申时:又名晡时、日晡、夕食等,15～17时。

②达原饮:见《温疫论·温疫初起》:"温疫初起,先憎寒而后发热,日后但热而无憎寒也。初得之二三日,其脉不浮不沉而数,昼夜发热,日晡益甚,头疼身痛。其时邪在伏脊之前,肠胃之后。虽有头疼身痛,此邪热浮越于经,不可认为伤寒表证,辄用麻黄、桂枝之类,强发其汗。此邪不在经,汗之徒伤表气,热亦不减。又不可下,此邪不在里,下之徒伤胃气,其渴愈甚。宜达原饮。"

【评语】

　　《重订通俗伤寒论·六经方药·和解剂》说:"膜者,横膈之膜;原者,空隙之处。外通肌腠,内近胃腑,即三焦之关键,为内外交界之地,实一身之半表半里也。"邪在半表半里,未传时不可发汗、攻下,以达原饮开达膜原、辟秽化浊。方中槟榔辛散湿邪,化痰破结,使邪速溃;厚朴芳香化浊,理气祛湿;草果辛香化浊,辟秽止呕,宣透伏邪:此三药气味辛烈,可直达膜原,逐邪外出。温热疫毒之邪,易化火伤阴,而用白芍、知母清热滋阴,并可防诸辛燥药之耗散阴津;黄芩苦寒,清热燥湿,配以甘草生用为使者,既能清热解毒,又可调和诸药。全方合用,可使秽浊得化,热毒得清,阴津得复,则邪气溃散,速离膜原,故以"达原饮"名之。《温疫论·温疫初起》:"槟榔能消能磨,除伏邪,为疏利之药,又除岭南瘴气;厚朴破戾气所结;草果辛烈气雄,除伏邪盘踞。三味协力,直达其巢穴,使邪气溃败,速离膜原,是以为达原也。热伤津液,加知母以滋阴;热伤营气,加白芍以和血;黄芩清燥热之余;甘草为和中之用。以后四品,乃调和之剂,如渴与饮,非拔病之药也。"

感重感轻论

感之重者舌如霜,满布无隙达原方。

感之轻者舌苔薄,热之不甚脉微数。

达原一二可自解,稍重必须汗解脱。

如不能汗邪盘踞,内外隔绝强汗错。

唯用达原加减治,何用衣被与汤火。

【评语】

感受疫疠之气,之轻之重,以舌苔为要。大凡舌苔必白腻,而厚苔重,薄苔轻。不可强汗,以达原饮消散为宜。

邪溢三阳经论

疫邪游溢三阳经,太阳腰背头项疼。

邪溢少阳呕吐苦,胁疼寒热并耳聋。

阳明邪溢不得眠,目疼鼻干眉棱痛。

【评语】

疫邪游溢三阳经,入太阳经则头项、腰背疼,入少阳经则呕吐、口苦、耳聋,入阳明经则目疼、鼻干、不得眠。

三阳经加法论

疫邪游至少阳经,柴胡一钱加其中。

太阳羌活一钱整,阳明还须加葛根。

三阳膀胱胆与胃,小肠三焦并大肠。

肾肝脾心心包肺,此时三阴名为脏。

邪入六腑医易治,邪到脏内难保祥。

五脏有病腑熏蒸,疗却腑病脏亦清。

邪若直入五脏内,朝生暮死不得轻。

注:三阳者,腑也;三阴者,脏也。故经只言邪溢三阳,不言邪溢三阴。

瘟疫内外中论

疫邪所传内外中,一一从头说分明。

五脏为内经为外,六腑地界却属中。

邪传在经为顺吉,邪传在脏大逆凶。

若是传腑半吉凶,医治如法成吉症,颠倒错误必变凶。

经络为表胃为里,意言三阳医易治。

若传三阴不及医,疫邪传外失治疗,不伤筋骨脱毛皮。

邪入于内伤心肺,五脏既坏死有期。

【评语】

疫邪传经有三:表、里与半表半里。经络为表,五脏为里,六腑为半表半里。

与伤寒所言表里不一样。

表里不明论

似表非表里非里，二症皆在疫初起。

初起表滞头身疼，俗为伤寒发表里。

强汗津耗经气虚，依然发热邪不去。

表气不通必壅外，此为邪气传于表。

午后潮热头胀疼，必至热退疼方已。

一下里气自然通，经气降而疼立止。

似表非表如何医，只用达原加减取。

瘟疫初起便潮热，热甚亦能发谵语[①]。

盖因疫邪所感重，此岂胃实须护里。

妄用承气伐无辜，里气先虚病难起。

似里非里如何治，达原加减可调理。

【注释】

①谵语：指神志不清，胡言乱语。多属实证。见于高热或温邪入于营血、邪犯心包等。

妄下更热论

若无下症妄下早，以致发热如火燎。

病势虽是逐渐热，只因误用承气扰。

日后邪气传于胃，若有下症更下好。

注:瘟疫之症,原当逐渐加热,乃邪气方张,分内之热也。胃本无邪,误下加热,虽非承气使然,亦嫌下早所误,日后传胃,仍下不妨。

【评语】

此段文字是说,对于温疫,不可妄用泻下药。过早应用,会伤及胃气,必须邪传阳明(胃),下之为好。

邪将分传论

邪在膜原舌白苔,舌根渐黄中央来。

邪将分传用达原,三阳症见依经排。

若有里症加大黄,三消饮子①治余结。

三消饮方

槟榔二钱,厚朴一钱五分,白芍一钱五分,知母一钱,黄芩一钱五分,草果一钱五分,甘草一钱,大黄三钱,葛根二钱,柴胡二钱,羌活一钱五分,姜、枣引。

三消饮方歌

三消饮用达原方,大黄葛根柴胡羌,

能消三因为全剂,煎服须得用枣姜。

【注释】

①三消饮子:见《温疫论·表里分传》:"温疫舌上白苔者,邪在膜原也。舌根渐黄至中央,乃邪渐入胃。设有三阳现证,用达原饮三阳加法。因有里证,复加大黄,名三消饮。三消者,消内、消外、消不内外也。此治疫之全剂,以毒邪表里分传,膜原尚有余结者宜之。"

【评语】

　　吴又可言,三消饮方为"治疫之全剂",消内、消外、消不内外也,主治邪在膜原,而表里分传,故以达原饮开达膜原之邪。羌活、柴胡、葛根三药分别入太阳、少阳、阳明经,解三经之邪;因邪热入胃,大黄解阳明腑热。临床见经用药,不拘于三经同解。

邪将传表论

　　　　　　疫邪脉数兼长洪,自汗作渴身热冒。
　　　　　　邪离膜原将达表,达原饮内加石膏。

【评语】

　　疫邪将达表之临床表现为,脉洪大数长、自汗、口渴、身热,与白虎汤所治伤寒阳明热盛,或温病热在气分证之脉洪大、大汗出、口大渴、身大热相似,方以达原饮加石膏清热泻火、除烦止渴。

邪已传表论

　　　　　　疫邪散漫脉长洪,数而大渴大汗蒸,
　　　　　　遍身发热宜白虎,石膏一两不可轻,
　　　　　　知母五钱甘草一,炒米一撮姜煎中,
　　　　　　用此辛凉解散剂,勿用麻黄桂枝汤。

　　注:诸症有轻重,药有多寡,看病用药,不可拘执分两。

白虎汤[①]**方**

　　石膏一两,知母五钱,甘草一钱,炒米一撮,姜三片,水煎。

【注释】

①白虎汤：白虎汤在《伤寒论》中有三条：

第176条："伤寒，脉浮滑，此表有热，里有寒，白虎汤主之。"

第219条："三阳合病，腹满身重，难于转侧，口不仁，面垢，谵语，遗尿。发汗则谵语，下之则额上生汗，手足逆冷。若自汗出者，白虎汤主之。"

第350条："伤寒，脉滑而厥者，里有热，白虎汤主之。"

【评语】

白虎汤具有清热生津作用，为治肺胃实热而阴伤之主方，临床以"大热、大渴、大汗、脉洪大"四大症为应用指征。温疫如出现此四大症，亦可用此方治之，不必拘于伤寒、温疫之异。

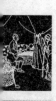

表有余邪论

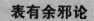

表证汗过有余邪，经气不振不除热。

一服柴胡养荣汤①，经气一振热邪泄。

注：亦有表邪已解，里邪未除，故发热不食。

柴胡养荣汤方

柴胡三钱，黄芩一钱，陈皮一钱五分，甘草一钱，白芍酒炒二钱，生地三钱，知母二钱，当归三钱，天花粉三钱，姜三片、枣二枚引。

柴胡养荣汤方歌

养荣汤内柴胡芩，陈皮甘草和白芍。

当归知母生地黄，天花粉煎用姜枣。

表有余邪急煎当，药服亨通有吉祥。

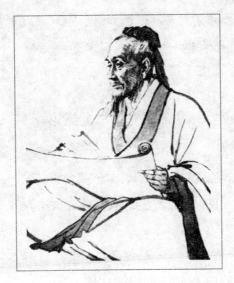

张仲景像

【注释】

①柴胡养荣汤:见《温疫论·解后宜养阴忌投参术》。在清燥养荣汤方后,"加灯心煎服。表有余热,宜柴胡养荣汤"。

【评语】

温邪后期,半表半里之邪已解,表有余热,阴亏血燥,治当解肌清热、养阴润燥。柴胡养荣汤方中用白芍、生地、知母、当归、天花粉等大量滋阴养血之品,可知温疫后期阴血亏虚突出,故而以调理为主,祛除余邪为辅。

初起不宜用白虎汤论

瘟疫初起脉虽数,未至洪大邪盘踞。

只宜达原勿白虎,以其原无破结力。

【评语】

这里所说的"无破结力"是说白虎汤,而达原饮的破结力来源于厚朴、槟榔、草果三味药的协同作用。

传里不宜用白虎汤论

邪已入内用承气,误用白虎邪反抑。

致脉不行因微小,承气缓下脉自起。

邪将传里论

不从汗解从内陷，舌根先黄渐中央。

邪将入内用达原，达原饮内加大黄。

【评语】

"舌根先黄渐中央"是邪入膜原兼入腑的指征，故用达原饮加大黄。

邪已传里论

舌上纯黄心膈满，胸胁疼痛大便难。

如是等症便属里，邪已入胃下所当。

姜煎承气汤一剂，或大或小须审量。

注：有宜用大承气汤[①]，有宜用小承气汤[②]，有宜用调胃承气汤[③]，须审量用之。

大承气汤方

大黄五钱，厚朴二钱，枳实二钱，芒硝三钱，姜引。

小承气汤方

大黄五钱，厚朴二钱，枳实二钱，姜引。

调胃承气汤方

甘草二钱，大黄四钱，芒硝二钱，姜引。

大小调胃承气汤方歌

大承气汤五钱黄，朴实二钱三钱芒。

小承气汤芒硝去，甘草硝黄调胃汤。

承气三方即此是，煎时俱各用生姜。

【注释】

①大承气汤：《伤寒论》有关大承气汤方证的条文有19条，主要条文如下。

第215条："阳明病，谵语，有潮热，反不能食者，胃中必有燥屎五六枚也。若能食者，但硬耳，宜大承气汤下之。"

第252条："伤寒六七日，目中不了了，睛不和，无表里证，大便难，身微热者，此为实也，急下之，宜大承气汤。"

第321条："少阴病，自利清水，色纯青，心下必痛，口干燥者，急下之，宜大承气汤。"

②小承气汤：《伤寒论》有关小承气汤方证的条文有7条，主要条文如下。

第213条："阳明病，其人多汗，以津液外出，胃中燥，大便必硬，硬则谵语，小承气汤主之。若一服谵语止者，更莫复服。"

第214条："阳明病，谵语，发潮热，脉滑而疾者，小承气汤主之。因与承气汤一升，腹中转矢气者，更服一升；若不转气者，勿更与之。明日又不大便，脉反微涩者，里虚也，为难治，不可更与承气汤也。"

第250条："太阳病，若吐、若下、若发汗后，微烦，小便数，大便因硬者，与小承气汤，和之愈。"

③调胃承气汤：《伤寒论》有关调胃承气汤方证的条文有8条，主要条文如下。

第105条："伤寒十三日，过经，谵语者，以有热也，当以汤下之。若小便利者，大便当硬。而反下利，脉调和者，知医以丸药下之，非其治也。若自下利者，脉当微厥，今反和者，此为内实也，调胃承气汤主之。"

第207条："阳明病，不吐，不下，心烦者，可与调胃承气汤。"

第248条："太阳病三日，发汗不解，蒸蒸发热者，属胃也，调胃承气汤主之。"

【评语】

三承气汤为主治阳明腑实证之方剂。大承气汤临床辨证要点为痞、满、燥、实四症。吴昆《医方考》卷一："伤寒，阳邪入里，痞、满、燥、实、坚全俱者，急以此方主之。调味承气汤不用枳、朴者,以其不作痞满,用之恐伤上焦虚无氤氲之元气也;小承气汤不用芒硝者,以其实而未坚,用之恐伤下焦血分之真阴,谓不伐其根也。此则上、中、下三焦皆病,痞、满、燥、实、坚皆全,故主此方以治之。厚朴苦温以去痞,枳实苦寒以泄满,芒硝咸寒以润燥软坚,大黄苦寒以泄实去热。"

承气宜用论

三承气汤功仿佛,热邪传里必下除。

上焦痞满小承气,中有坚结大承服。

设无痞满有余热,微有宿结调胃咀[①]。

【注释】

①咀(jǔ):用嘴品味。

任意逐邪勿论结粪论

承气本为下邪设,非因燥结致邪热。

积恶一去诸症愈,何论结粪与不结。

注:应下之症,庸医见无结粪不用承气,或见泻利臭水更不敢用。殊不知,承气本为逐邪而设,非为结粪而设也,必俟结粪,延迟日久,恶症杂出,是谁之咎!

里邪未尽还宜下,热渴未除另有法。

一服承气养荣汤①,渴热并除自然康。

注:亦有里邪尽表邪未解,能食而热不退。

承气养荣汤方

知母二钱,当归三钱,枳实三钱,厚朴二钱,大黄三钱,白芍酒炒二钱,生地三钱,姜引。

承气养荣汤方歌

承气养荣知母当,枳实厚朴并大黄。

白芍生地姜为引,里未尽时须此汤。

瘟疫安怀集

【注释】

①承气养荣汤:见《温疫论·数下亡阴》:"下证以邪未尽,不得已而数下之,间有两目加涩、舌反枯干、津不到咽、唇口燥裂,缘其人所禀阳脏,素多火而阴亏。今重亡津液,宜清燥养荣汤。设热渴未除,里证仍在,宜承气养荣汤。"

【评语】

温邪入里当下之而愈,虽下之而里热未尽,应下余热,仍可用承气汤。但阴血已亏,下之更伤阴血,当以小承气汤除未尽之邪,而以白芍、生地、当归、知母滋养阴血。《重订通俗伤寒论·六经方药·攻下剂》云:"方以四物汤去川芎,重加知母,清养血液以滋燥,所谓增水行舟也。然徒增其液,而不解其结,则扬汤止沸,转身即干,故又以小承气去其结热。此为火盛烁血,液枯便闭之良方。"

瘟疫安怀集 卷二

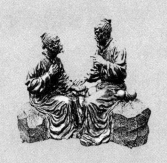

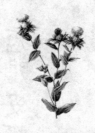

表里分传论

邪在半表半里间，传变出表入里传，

医见有表复有里，先解后攻依经言。

尝见大剂麻黄进，一毫无汗反加烦，

发汗原由中达表，里气结滞阳怎宣？

凡见表里分传症，承气通里莫发散。

注：一下气通，而汗自泄矣。

【评语】

有表证兼有里证，依习惯治法，先解表，后攻里。但温疫之邪，有表复有里，当救里为先，以承气汤通之。通里则阳气宣通，表证自然而解。

缓急轻重论

缓病徐徐治，急病要急攻。若何为缓急，先分重与轻。

热不甚，脉微数，头身疼痛不甚渴，此时轻症宜缓治，达原一二即解脱；

发热甚，脉洪数，头身疼甚发大渴，此时重疫宜急治，稍缓即有恶症作。

急攻法

瘟疫急症要急攻，一日三变药三宗。

发热一二苔如粉，早投达原饮一盅。

午前舌即变黄色，大渴烦躁疼满胸。

伏邪即溃尽传胃，大黄加入达原中。

烦渴少减热少退，午后烦躁发热蒸。

通舌发黑生芒刺，鼻如烟煤邪最凶。

复瘀到胃须当下，大承气汤莫从容。

傍晚大下夜半凉，次日诸症俱无踪。

一日之内三变症，数日之内一日行。

假若用药些儿缓，二三日间命必终。

生姜擦舌黑色退，方可回于一时生。

【评语】

温疫急症，变化迅速，当根据变化，及时更药。辨证依据为舌苔与症状。初起发热，苔白腻，与达原饮；苔黄，大渴、烦躁、胸痛，达原饮加大黄；舌生芒刺、舌苔黑，午后烦躁、发热，鼻黑，为温邪入里，与大承气汤。

瘟疫恶症论

瘟疫恶症殊堪惊，一一从头说于听。

初发之时犹或可，延迟日久活不成。

口噤不张不识人，足屈不伸唇牵动，

口张声哑目又瞑，直视上视眼圆睁，

手足振战舌根强，牙关紧闭黑鼻孔，

项强发痉遗屎尿，面如烟煤脱原形。

又循衣，又摸床，撮空理线不久长；

舌似朱，舌似墨，毒延心肾最难医。

黄如金，白如玉，食不化兮肢不举，

邪伤脾肺难治疗，医家见此早回车。

舌如青菜脉似弦，半时一点如豆转，

此是邪毒延肝肾，就是医治枉徒然。

以上俱是不治症，后学熟读在心间。

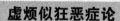

虚烦似狂恶症论

疫邪虚烦[①]有似狂，手足不定坐卧忙。

脉不甚显尺不至，平时斫丧损根原。

气不能持邪难胜，烦躁不安非真狂。

或有撮空理线症，捻指循衣更摸床。

此症表里无大热，下症不备不至亡。

法当大补虚少退，微下厥回亦不妨。

注：此症卧未稳则起坐，才坐下又欲卧，才卧下又起坐，才抽身又欲卧，医诊脉将手缩，原非狂症，其危更甚，瘀狂也。表里无大热，正不胜邪，法当大补，补不及者死。有微下，烦躁少退，不二时复发，如以前下得效，再下之即死。

【注释】

①虚烦:证名,因虚而致心胸烦热者。症状多兼见郁闷不寐、口干咽燥等。

失下恶症论

应下失下久沉疴,邪热未除神将脱。

恶症杂出难攻补,黄龙汤①进或可活。

注:此应下失下,沉疴日久,以致气血消耗,精神遗尽,邪火独存,恶症杂出,攻不可,补不可,不得已而用此汤,以尽人事。

黄龙汤方

大黄三钱,枳实三钱,厚朴二钱,芒硝二钱,党参三钱,当归三钱,生地三钱,姜引。

方歌

黄龙汤用大承气,人参当归与牛地。

补泻兼施唯此方,或可回生于万一。

注:此症原为庸医耽搁,但此时不补则虚无以回,故用参归地以回虚,不攻则邪无以去,故用大承气以逐邪,补泻兼施,或有万一之望。

【注释】

①黄龙汤:见《温疫论·补泻兼施》:"证本应下,耽搁失治,或为缓药羁迟,火邪壅闭,耗气搏血,精神殆尽,邪火独存,以致循衣摸床,撮空理线,筋惕肉瞤,肢体振战,目中不了了,皆缘应下失下之咎。邪热一毫未除,元神将脱,补之则邪毒愈甚,攻之则几微之气不胜其攻,攻不可,补不可,补泻不及,两无生理。不得已勉用陶氏黄龙汤。此证下亦死,不下亦死,与其坐以待毙,莫如含药而亡,或有回生万一。"原方为人参。

《伤寒六书》黄龙汤：大黄、厚朴、枳实、芒硝、甘草、人参、当归、姜、枣、桔梗。《伤寒六书》为明代医家陶华所著。是书在伤寒分证和论治方面，有不少心得之见，颇给人以启发。黄龙汤出自此书，原治热结旁流，为急下存阴而设。吴又可对本方略有增减，治疗温疫病邪实正虚之证。

【评语】

温邪入里应下失下，致热邪盘踞于里，气血耗尽，精气耗散，恶症并出，命悬一线，不得已，攻补兼施，望有回机。温疫病至此，万难周全，勉强而为。

下后恶症论

纯用承气有数服，下后稍除神渐苏。

续得振战征忡悸，心内状如人将捕。

四肢反厥眩晕冒，头背强直恶症出。

急用人参养荣汤①，或可回生于万一。

人参养荣汤方

人参五钱，炙黄芪三钱，知母二钱，陈皮一钱五分，麦冬二钱，五味一钱，当归三钱，生地二钱，白芍酒炒三钱，甘草一钱，生姜五片、枣二枚引。

方歌

人参养荣有人参，黄芪倍加知母陈。

麦冬五味归地芍，甘草姜枣煎之吞。

注：恶症不唯循衣摸床诸症，有一于此，即当补之。

【注释】

①人参养荣汤：原方出自《太平惠民和剂局方》，为十全大补汤加减方。此处人参养荣汤则出自《温疫论·补泻兼施》，只是加了黄芪。

【评语】

温邪入里,下之得法,然下后气血津液亏虚,究其原因,或素体亏虚,或温邪伤正,或下后伤正,致心神失养、营卫不和、髓海空虚、筋脉不荣,一片大虚之候。方以生脉散合黄芪、知母、大枣益气养阴,四物汤去川芎养血柔筋,陈皮、生姜调中焦脾胃,亦可防药滋补腻胃,甘草调和诸药。田氏以纯补之剂应用,探知邪当已去,唯虚赢之至,故用此方。

四损恶症论

大劳大病及大欲,阴阳并竭气血虚。

古人名为四损[1]症,当此之时勿遇疫。

疫邪虽轻亦难治,邪气自陷阴气亏。

【注释】

[1]四损:大劳、大欲、大病、久病后,气血两虚,阴阳并竭,为之四损。损者,减少也。在身体虚损的情况下,遇到温邪感染,最为难治。

【评语】

四损之人,复感疫邪,病势凶险。说明体质在外感温疫之中的重要地位。体虚之人感邪后,祛邪正更伤,扶正邪郁闭,正虚邪盛,易生变证,预后极差。

◎ 有正气不足者

其人气不足以息,言不足以听,或欲言而不能,感邪虽重,反无胀满痞塞之患,误用承气不效则死,以正气愈损,邪气愈伏也。

(张本)其人气息来往弱,或欲言语而不能。

胸无胀满痞塞患,邪感虽重下禁用。

误用承气不效死,正气愈损邪愈横。

◎ 有真血不足者

其人面色萎黄,唇口刮白,或吐血崩漏,或因产后亡血过多,或因肠风脏毒所致,感邪虽重,面目又无颜色,误用承气汤速死,以荣血愈消,邪益加沉溺也。

(张本)其人面色或萎黄,唇口刮白色不良。

吐血崩血及漏血,产后亡血脏毒伤。

感邪虽重禁用下,误用承气速死乡。

荣血愈消邪愈重,痛加沉溺一命亡。

◎ 有真阳不足者

其人肢体恶寒,恒多泄泻,至夜益甚,或四肢厥冷,或下利完谷,或口鼻气冷,感疫虽重,亦无发热烦渴等症。误用承气汤,阳气愈消,阴凝不化,邪气留而不行,轻则渐加委顿,重则下咽即毙。

(张本)其人四肢或恶寒,恒多泄泻甚夜间。

四肢厥冷利完谷,口鼻气冷热渴减。

误用承气阳消散,阴凝不化邪留焉。

轻则病轻加委顿,重则药下即毙咽。

◎ 有真阴不足者

其人五液干枯,肌肤甲错,感邪虽重,应汗不汗,应厥不厥,误用承气,病益加重,以津液枯涸,邪气涩滞,无能疏泄也。

注:若是一损二损,轻者或可挽回,重者治之无益。及之三损四损,虽有仙丹,亦无所施矣。少年遇损或可调治,老年遇损多不能治,以枯魄独存,化源已绝,不能滋生也。

(张本)其人五液或干枯,肌肤甲错损症兼。

应汗不汗厥不厥,误用承气病重焉。

以其津枯邪涩滞,无能舒泄使出焉。

少年损轻或可活,年老损生病难痊。

枯魂独存化源绝,邪滞何以便复宣。

诸汗症

◎ **战汗论**

先传表兮后传里,忽然振战如遇鬼。

只可盖覆勿惊动,厥回汗出病即已。

战而不回忽发痉,正气已脱难免死。

注:先战后汗谓之战汗,不可扰动,动则中止。次日复战,只可盖覆。先表后里,忽得战汗,此乃经气所泄,当即脉静身凉,烦渴顿除而愈。若应下失下,气血消耗,欲作战汗,但战而不汗者危,以中气亏败,但能陷降,不能升发也。次日当期复战,战止汗出者生,战止汗不出者亦生,是真阳尚在,表气枯涸,用柴胡养荣汤可使渐愈。如战而不复,忽然身如尸,牙关闭,目上视而痉者,必死,正气脱不胜邪也。

柴胡养荣汤方 见"表有余邪论"下(第 20 页)。

◎ **复战汗论**

战汗已出经气泄,三五日后不除热。

表气已解里未解,承气可下逐余热。

注:此战汗已出,表气已解,不许有热,而复有热者,里邪未解也。审量宜用何?承气汤下之自愈。

大小承气汤、调胃承气汤方 俱见"邪已传里论"下(第 23 页)。

承气养荣汤方　见"里邪未尽论"下（第26页）。

◎ **自汗论**

> 自汗原因不发散，伏邪气通邪不恋，
>
> 脉若长洪而数来，身热大渴白虎汤。

　　注：不因发散，自然出汗，谓之自汗。伏邪中溃，气通得汗，邪欲出也。若脉长洪而数，身热大渴，宜白虎汤，得战汗而解。

白虎汤方　见"邪已传表论"下（第19页）。

【评语】

　　未用发汗药而汗出者，为自汗，这是伏邪从膜原溃散，经气疏通而汗出，表示病邪将要消退。如果是脉洪长而数、身热、大渴，这是白虎汤证，出现战汗方能外解。

◎ **下后汗论**

> 下后续得自汗彻，三五不止微现热。
>
> 热甚汗甚微汗解，表中微邪仍宜汗。
>
> 邪尽汗止仍不止，柴胡汤服勿容辨。
>
> 设有里症宜下者，每因盛暑出自汗。

　　注：亦有里症未尽，时当盛暑，多作自汗，则宜下之。表实留邪，宜小柴胡汤[①]。若误以表虚自汗，用实表之剂，则误矣。

小柴胡汤方

　　柴胡三钱，黄芩二钱，甘草一钱，陈皮一钱五分，生姜三片、枣二枚引。

　　方歌

> 柴胡汤内柴胡在，芩草陈皮一齐排。
>
> 生姜三片大枣二，服之表解汗不来。

方解

　　此方有人参、半夏,不用人参者因表实也,不用半夏者因无呕吐也。

　　(张本)柴胡汤用柴胡在,芩草陈皮一齐排。

　　　　生姜三片大枣二,服之表解汗不来。

　　　　原方党参因实表,去夏因无呕吐灾。

【注释】

　　①小柴胡汤:见《伤寒论》第96条:"伤寒五六日,中风,往来寒热,胸胁苦满,默默不欲饮食,心烦善呕。或胸中烦而不呕,或渴,或腹中痛,或胁下痞硬,或心下悸、小便不利,或不渴、身有微热,或咳者,小柴胡汤主之。"原方有人参、半夏。今表虚里实,故不用人参;无呕吐,故不加半夏。

◎ 盗汗论

　　　　盗汗瞑目即汗出,微邪一尽汗不见。

　　　　假若不止柴胡汤,姜枣煎服除斯患。

　　注:凡人目张则卫气行于阳,目瞑则卫气行于阴,行阳谓升发于外,行阴为敛降于内。今内有伏邪,而又遇卫气,两阳相搏,热蒸于外,则腠理开而盗汗出矣。若内伏之邪一尽,而盗汗自止,若不止,柴胡汤以佐之。

柴胡汤方　见上。

　　(张本)凡人目张气行卫,目瞑卫气行阴间。

　　　　行卫阳气发于外,行阴阳气敛内含。

　　　　内有伏邪遇卫气,两阳相搏热蒸宣。

　　　　腠理一出汗盗出,邪随汗出自止焉。

◎ 狂汗论

　　　　狂汗原因禀赋强,坐卧不安燥且狂。

少顷大汗如淋雨，豁然脉静而身凉。

此症宜用辛凉解，姜水煎服白虎汤。

注：汗虽不同，皆邪所使。表有微邪则作盗汗，邪甚则作自汗，伏邪中溃则作战汗，表气与里气冲击，不能遽开则作狂汗。

白虎汤方　见"邪已传表论"下（第19页）。

◎ **虚脱汗论**

虚脱脉微症无阳，喜热稍冷即畏凉。

忽然自汗淡无味，即速峻补不及亡。

唇红口热面有神，此为实症要审详。

有热为实无热虚，颠倒错误祸非常。

虚宜人参养荣补，实宜承气养荣汤。

有实有虚黄龙进，学医知此始为良。

人参养荣汤　见"下后恶症论"下（第32页）。

承气养荣汤　见"里邪未尽论"下（第26页）。

黄龙汤　见"失下恶症论"下（第31页）。

【评语】

　　虚脱汗证是虚脱中的一种自汗证，属阳虚，可用人参养荣汤治之。若是唇红口热而汗出，则为热证、实证，当承气养荣汤或黄龙汤治疗。既然阳虚寒证喜热长凉，那么热证实证就应当恶热而喜凉，阴阳两判，不可有丝毫差错。

◎ **表虚汗论**

时疫愈后已静凉，无热忽得自汗殃。

此属表虚宜止汗，固表须用黄芪汤[①]。

注：病愈，脉静身凉，数日后忽得自汗，外邪无热，表虚也。宜用黄芪汤，收

瘟疫安怀集

汗固表。

黄芪汤方

　　炙黄芪三钱,当归一钱,白术一钱,五味子三分,甘草五分,姜、枣引。

　　方歌

　　　　黄芪汤内三钱芪,当归白术一钱齐。

　　　　五味三分甘草五,姜枣煎服止汗宜。

　　注:服后若大汗不止,再加麻黄根一钱五分,有热为实,不宜用。

【注释】

　　①黄芪汤:见《温疫论·盗汗》:"时疫愈后,脉静身凉,数日后反得盗汗及自汗者,此属表虚,宜黄芪汤。"

【评语】

　　自汗一证,有虚实之分,气虚、阳虚、阳脱等为虚证,实热、湿热、瘀血等为实证。温邪愈后,脉静身凉数日,当邪热已去,如复因外邪汗出,当有发热。今忽自汗出,责之体虚,治当益气固表止汗。此证或兼有恶风,动则加重,或神疲乏力、少气懒言、面色少华等。黄芪汤,取黄芪益气固表,白术健脾生津,当归补血增液,五味子酸收止汗,姜枣调和营卫。用药之力,意在肺脾两经,脾为土而生金,肺为金而护卫,母子两补,相得益彰,是益气固表之良方。

◎ **表里两虚汗出论**

　　　　　　大病愈后已数日,饮食惊动即汗出。

　　　　　　此为表里虚怯症,人参养荣倍黄芪。

　　注:此症是气血两虚,宜用此汤大补气血、收汗固表。大病已愈数日,每逢饮食或因惊动,即有汗出,此表里两虚,宜用人参养荣汤,倍加黄芪补之。

人参养荣汤方　见"下后恶症论"下(第32页)。

◎ 失汗症论

疫邪羁留皮肤间，遍身燥痒如疥癣。

此是传表失汗症，消毒化毒汤速攒。

注：此是瘟疫微毒，表传皮肤，形如疥癣，痒不可当，破出黄水，用擦疥癣药涂抹，不唯不愈，且多结疮疖，须用消毒化毒汤。

消毒化毒汤方

荆芥二钱，防风一钱五分，黄芩一钱五分，甘草一钱，牛蒡子一钱，知母三钱，石膏煅一钱五分，大黄三钱，姜三片、葱白三寸引。

方歌

荆防与黄芩，甘牛同知母。

石膏及大黄，姜葱引煎服。

（张本）疫邪稽留皮肤间，遍身瘙痒如疥癣。

破出黄水疥药搽，不唯不愈结疥癣。

此是传表失汗症，消毒化毒汤速攒。

荆防芩草牛知母，石膏大黄姜枣煎。

【评语】

疫邪传表，治当发汗，随汗而解。然不得汗解，郁于肌肤，见瘙痒疥疮。若以疥疮论治，大错矣。疫邪袭表，留于卫气之间，当以荆芥、防风、牛蒡子祛风解疫，知母、石膏、黄芩、大黄清解血分之毒。此方看似平淡，但功效不凡，凡风热疫毒袭表，郁于肌肤，未及时排出，留于卫气，必发瘙痒，此方祛风、清热、解疫、排毒，用于临床，常见效如期。

瘟疫安怀集

> 疫邪传表邪久羁,壅郁气血无由去。
>
> 轻则疙瘩脓疱生,重则遍身斑疹密。
>
> 速用元参化斑汤,邪毒出尽方无虑。

元参化斑汤方

元参二钱至五钱,升麻一钱,葛根一钱五分,甘草一钱,知母一钱五分,丹参一钱,石膏煅一钱五分,大黄三钱,金银花三钱,青皮一钱五分,白水二盅,姜三片,煎至八分,去渣,温服。

方歌

> 元参升麻并葛根,甘草知母与丹参。
>
> 石膏大黄金银花,青皮一钱要对均。
>
> 白水二盅姜三片,煎至八分待温吞。

【注释】

①斑疹:是指温病过程中出现于皮肤的红色皮疹体征。其临床特征为,斑一般不高出皮面,点大成片,视之斑斑如锦纹,抚之不碍手,压之不退色;疹如云头隐隐,或呈琐碎小粒,形如粟米,高出皮面,抚之碍手。

【评语】

叶天士《外感温热篇》:"大凡看法,卫之后方言气,营之后方言血。在卫汗之可也,到气才可清气,入营犹可透热转气……入血就恐耗血动血,直须凉血散血。"斑疹为邪热入于营血所致,故其治疗必须选用清热凉血之品。元参化斑汤方中玄参为清热凉血之要药,丹参凉血散血,二药为其主药;大黄、石膏、知母、金银花四味,为清热解毒之品,为其臣药;升麻、葛根为解毒药,为其佐药;青皮散瘀,甘草和中,共为使药。全方合用,具有清热凉血、散瘀化斑的功效。

汗斑合论

邪留气分解战汗,若留血分解发斑。

气得轻清血重浊,阳主速兮阴迟延。

【评语】

疫邪留于气分,可以通过战汗而外解;如果留于血分,则要通过发斑而外解。气分轻清属阳,血分重浊属阴。所以疫邪留于气分容易外解,而留于血分则恢复较慢。这是由于气分属阳,易于速解,血分属阴,容易稽留的缘故。

瘟疫安怀集

瘟疫诸下症

◎ 大便宜下四症

协热下利泄稀粪,大便秘结粪黑硬,

热结旁流①利臭水,大肠胶闭黏胶冻,

四症俱以承气汤,毒有出路胃气净。

注:协热下利者,其人大便素有不调,邪气忽乘于胃,便作烦渴。一如平时泄泻稀粪而色黄赤,此伏邪传里,不能稽留于胃,至午后潮热,便作稀粪,下后热退,泄泻亦减,宜调胃承气汤下之。如见泄泻,即用补剂,则误矣。

大便秘结者,疫邪传里,内热壅郁,宿粪不行,蒸而为结,渐至黑硬,必须下之,结粪一行,瘀热自除,诸症悉去,宜大承气汤下之。

大肠胶闭者，其人平素大便不实，遇疫邪传里，俱蒸作极臭，状如黏胶，至死不结，愈蒸愈闭，以致胃气不能下行，疫毒无路而出，不下必死，宜用大承气汤下之。

热结旁流者，胃家实也。内热壅闭，先大便结燥，续得下利臭水，全然无粪，日三四度，或十数度，宜大承气汤下之，得结粪而利自止。若服药不见结粪，仍下利臭水及所进汤药，是因大肠邪盛，失其传送之职，邪犹在也，宜更下之。如误用补剂必死，宜用黄龙汤下之，时医多中道生疑，不敢再下。

调胃承气汤方　见"邪已传里论"下（第23页）。

大承气汤方　见"邪已传里论"下（第23页）。

黄龙汤方　见"失下恶症论"下（第31页）。

（张本）协热下利泻稀粪，邪气乘胃色赤黄。

午后潮热作烦渴，下宜调胃承气汤。

如见邪热即用补，邪入于胃怎除恙。

大便闭结粪黑硬，疫邪传胃壅不行。

结粪一行热自去，下宜大承气汤容。

大肠胶闭黏胶冻，蒸作热臭结不行。

愈蒸愈闭不下死，速用大承气汤攻。

热结旁流胃家实，内热壅闭不能行。

先是大便见燥结，继得下利臭乃腥。

日三四度十数度，治宜大承气汤通。

若是服药不见粪，服用下药臭水同。

乃因大肠热邪胜，传送失职邪更横。

误用补剂必立死，宜用黄龙汤去攻。

时医中道多生疑，不敢再下何愚蒙。

①热结旁流:为阳明腑实证之一,乃由大肠燥屎内结阳明而致,时泄臭水是其见症。《温疫论·大便》:"热结旁流者,以胃家实,内热壅闭,先大便闭结,续得下利,纯臭水,全然无粪,日三四度,或十数度。宜大承气汤,得结粪而利立止;服汤不得结粪,仍下利并臭水及所进汤药,因大肠邪胜,失其传送之职,知邪犹在也,病必不减,宜更下之。"

◎ 验口舌下症

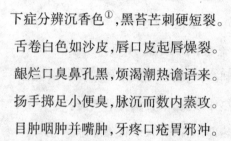

下症分辨沉香色①,黑苔芒刺硬短裂。

舌卷白色如沙皮,唇口皮起唇燥裂。

龈烂口臭鼻孔黑,烦渴潮热谵语来。

扬手掷足小便臭,脉沉而数内蒸攻。

目肿咽肿并嘴肿,牙疼口疮胃邪冲。

瘟疫安怀集

【注释】

①沉香色:沉香的颜色,即黑褐色。

【评语】

邪热内传胃肠,当下邪热。泻下证候除发热、腹胀、便结等腑实证外,口舌是辨证的重要方面。面目辨证依据有:舌短、起芒刺、有裂纹,舌苔黑褐;舌体卷缩,舌苔白腻;口唇燥裂起皮;牙龈溃烂、口臭、鼻孔发黑等。

◎ 端的①下症论

心腹诸症胀满疼,大肠胶闭协滞行。

大小便闭矢气臭,小便赤黑滑滴疼。

四肢脉厥并体厥,前症俱要令下行。

【注释】

①端的:真的,确实。

【评语】

此段论述邪热在内,需下法治之的症状:腹满胀痛、大便秘结、矢气臭、小便舌黄疼痛、脉厥、体厥等。此为邪热盘踞于内,气机郁滞,腑气不行,邪热熏蒸所致。体厥、脉厥为邪热内结,阻碍阳气外达表现。临床温热疾病出现上述症状,辨为邪热所致,即可泻下。

◎ **不可下症论**

　　　　　　　下症虽有十数余,临证须要审端的。

　　　　　　　内有似下非下症,分别明白好施治。

　　　　　　　舌黑无苔乃经气,妊娠阴症皆有此。

　　　　　　　初起热甚发渴谵,热入血室神昏语。

　　　　　　　愈后元气未复谵,寒凉过度抑胃气。

　　　　　　　下后虚脱脉体厥,数症若下难免死。

【评语】

此条文字说明,下法对于温疫是非常重要的治法,但却有可下可不下之分。如舌黑无苔、发热谵语,不一定就必是下症,妊娠也可以见到舌黑无苔,发热初期也会有谵语,这些就不是下症的真实指征。如果用了下法,寒凉药物就会遏制胃气,导致气脱肢厥,所以必须慎重地使用下法,不可草率从事。

◎ **阳证似阴宜下诸症论**

　　　　　　　阳证似阴指甲青,剧则通体冷如冰。

　　　　　　　血凝青紫成块片,脉微欲绝悉为阴。

此时须当审内症，气喷如火口燥臭。

舌苔黄黑芒刺生，少腹疼痛小便涩。

注：阳证，即上言诸下症之说。

【评语】

此为温疫热病中出现的真热假寒证。由阳热内盛，格阴于外，阳气内闭，不能布达四末，而出现指甲青、身冷如冰、皮肤青紫、脉微欲绝等，似为阴寒证的表现，这是病之标；同时可见"气喷如火口燥臭""舌苔黄黑芒刺生""少腹疼痛小便涩"，这是病之本，为实热之确证。故必用下法，方能清其实热。

脉厥体厥论

体厥脉厥有虚实，临证须要审端的。

脉厥神清动自如，别无怪症脉不起。

体厥遍体冷如冰，皆因失下气闭壅。

下后见此为虚脱，犹恐反被阴症误。

医者临证细审量，或虚或实莫糊涂。

如因连膏抑热结，承气汤加生姜除。

（后两句为"张本"文）

注：皆因宜下失下，内结壅闭，营气逆于内，不能达于外。亦有过用黄连、石膏之剂，强抑其热，致脉不行，邪毒愈结，甚至六脉不起，遍身冰凉，宜用承气汤加生姜下之。

承气汤方 见"邪已传里论"下（第23页）。

【评语】

　　脉厥、体厥为温疫里证应下失下,内结壅闭,营气逆于内,不能达于外的表现。临床表现似阴寒之证,医者临证需细审量,不可误投辛热之品。

阴阳分治论

　　　　　　似阴似阳要分析,外寒内热小便赤。

　　　　　　此为阳厥似阴症,表里内外不如一。

　　　　　　上热下寒小便白,阴症似阳非瘟疫。

　　　　　　此宜附子理中汤,引火归元功最疾。

(后两句为"张本"文)

　　注:似阴似阳,伤寒有之,瘟疫则无有也,不可见寒即用附子理中汤等剂。

【评语】

　　温疫、伤寒均可出现寒热表现。外寒内热为温疫阳厥,伤寒亦可有之;但外热内寒、上热下寒为伤寒症状,温疫不应有之。这提供了寒热兼症时区分伤寒、温疫的方法。

下症捷要诀

　　　　　　瘟疫下症三十余,不必诸症悉具齐。

　　　　　　但见舌黄心痞塞,达原大黄即下之。

　　　　　　二三日间邪入内,三承气汤彻其余。

注：舌黄、痞塞，将传里也，宜速下之。诸症悉俱，难治疗矣。

达原饮方　见"瘟疫初起论"下（第 13 页）。

三承气汤方　见"邪已传里论"下（第 23 页）。

【评语】

　　泻下是温疫治疗的重要方法之一。温疫宜下的症状众多，临床见到舌黄、上腹痞满即可应用下法，提示了应用下法的适宜时机。若等到下法诸症悉备，则邪热内结已深，就错过了最佳时机。

因症数下歌

　　　　下症悉具因数攻，攻之日间刺复生。

　　　　再下苔刺虽未去，舌觉渐软无芒锋。

　　　　下至苔脱热渴减，日后复热刺复生。

　　　　只因邪热退不尽，药力不及攻怎停。

　　　　其中更有通变法，只可心会难耳闻。

　　注：有间日一下者，有连下几日者，有连下二日间一日者，有应用柴胡清燥汤者，有应用柴胡养荣汤者，有应用三承气汤者，有应用双解散者，有应用承气养荣汤者，有宜多与，有宜少与者，皆不可言传，唯在学者心领而神会之也。

柴胡清燥汤方　见"下后膜原有余邪论"下（第 61 页）。

柴胡养荣汤方　见"表有余邪论"下（第 20 页）。

三承气汤方　见"邪已传里论"下（第 23 页）。

承气养荣汤方　见"里邪未尽论"下（第 26 页）。

【评语】

此段提示温疫热邪当下则下,且要祛邪务尽,否则邪热不尽,反复发作,病情缠绵。但泻下之证有多种,有膜原疫邪稽留的柴胡清燥汤证,有阴血亏虚、余热未尽的柴胡养荣汤证,有阳明腑实的三承气汤证,有表里双解的双解散证,以及攻补兼施的承气养荣汤证等,临证认真思忖,方能应用如期。

停药药烦症论

疫有停药及药烦,皆因失下损气元。

用姜煎汤服即止,或入生姜药内煎。

注:服承气腹中不行,或半日仍吐,原药不能运化,乃为停药。服药少顷,额上汗出,发根燥痒,邪火上炎,手足厥冷,甚则振战,坐卧不安,如狂之状,此中气受亏,不能服药,名为药烦,生姜煎汤服之,立止;或重加生姜煎药。病家见烦躁不安,以为用药不当,医家见理不明,心亦恍惚不定,学医者不可不知,停药药烦之症也。

(张本)疫服药后半日吐,原因腹中不适行。

此证名为停药症,皆因失下损气宗。

服药少顷额汗出,发根瘙痒火上攻。

手足厥冷甚振颤,坐卧不安如狂形。

此是中气变亏损,病为药烦乃其名。

病家认为药不当,医家见此心不明。

生姜煎汤服即止,或入生姜煎汤中,

停药药烦即不生。

【评语】

　　此段提出了停药、药烦的病机、症状及治疗方法。病机为脾胃虚弱,不能承受猛烈药物引起。停药指服药后药停胃中,不能运行吸收而发挥作用,或过一段时间药仍吐出;药烦指服药后出现心烦如狂等症状。临床中上述症状并不少见。其中缘由,有胃气虚弱者,有配伍不当者,有病人不耐中药者等,不可一概论之。出现上述情况,均可以姜汤治之,或于原承气汤中加姜煎服治之,体现了生姜温中和胃止呕的作用。但有时可能是疾病恶化的表现,不能简单以生姜调解之。

失下诸症

◎ **失下蓄血症**

　　　　　　胃实失下夜发热,热留血分致瘀血。

　　　　　　初热昼夜日晡甚,既投承气独夜热。

　　　　　　行血桃仁承气汤,服后血尽热亦歇。

　　注:昼夜发热,邪热瘀血所致,投承气汤。白日热减,独夜热者,瘀血未行也,宜用桃仁承气汤①,蓄血②一行,而热随血退矣。

桃仁承气汤方

　　当归三钱,白芍酒炒二钱,大黄二钱,丹皮一钱,桃仁一钱,芒硝二钱,姜三片,水煎服。

　　方歌

　　　　　　桃仁承气汤大黄,当归白芍丹皮芒。

　　　　　　照常煎服行瘀血,蓄血一尽热亦亡。

①桃仁承气汤:见《温疫论·蓄血》:"……初则昼夜发热,日晡益甚,既投承气,昼日热减,至夜独热者,瘀血未行也,宜桃仁承气汤。"

②蓄血:指外感热病,邪热入里与血相搏,致使瘀热蓄结于内的病理状态。

【评语】

《金匮要略·肺痿肺痈咳嗽上气病脉证治》:"热伤血脉……热之所过,血为之凝滞。"温热之邪入于营血,易致瘀血生成。邪热于内,瘀血不行,昼夜发热,承气下之,热邪得减,但瘀血未行,而致夜热独盛,瘀血不去,邪热不去,而以当归、白芍、丹皮、桃仁养血活血,大黄、芒硝泻热,血活热去病解。

◎ **失下鼻血吐血症**

> 疫因失下邪久羁,血为热搏无由去。
>
> 留于胃口吐鲜血,留于气口为鼻血。
>
> 宜用犀角调胃汤,邪去血凉病即愈。

犀角调胃汤

生地一两,犀角一钱,白芍酒炒一钱五分,丹皮一钱,甘草五分,芒硝一钱五分,大黄一钱五分,青皮二钱,童便一盅,冲服。

方歌

> 生地犀角白芍丹,甘草硝黄一处攒。
>
> 再加青皮二钱整,药成通便一盅添。

【评语】

邪热失下,稽留于内,迫血妄行而吐血、鼻血,叶天士谓"入血就恐耗血动血,直须凉血散血",故以犀角调胃汤凉血散瘀;热邪未下,以调胃承气汤缓下热结。童便咸寒,能滋阴降火、凉血散瘀,有治疗阴虚火升引起的咳嗽、吐血、鼻出血及产后血晕之功效。晋代褚澄《劳极论》谓其"降火甚速,降血甚神",治咯血症,"饮溲溺百不一死",若服寒凉,百不一生。

◎ **失下大便下血症**

> 胃邪搏血入大肠,一日几度疼难当。
>
> 大便黑瘀舌色红,亦用犀角调胃汤。

注:此症舌如朱红,大便下黑血,脉沉数,发热发渴,宜用此汤凉血解热,其病自愈。断不可用止血之剂,结为血块难治疗矣。

犀角调胃汤方 见上。

◎ **失下小便下血症**

> 邪干血分溺蓄血,小腹疼痛硬如铁。
>
> 干于气分小便浊,膀胱热结①闭塞着。

注:此因疫邪失下,邪留血分,渗入膀胱,小便下血,宜服均气缓肝汤。

均气缓肝汤方

桃仁三钱,当归一钱,丹皮一钱,赤芍一钱,阿胶二钱,滑石五钱,大黄三钱,生姜三片引。

方歌

> 邪入血分溺蓄血,桃仁当归丹皮切。
>
> 赤芍阿胶滑石等,照常煎服勿容说。
>
> 小腹若痛按硬疼,大黄三钱去蓄血。

【注释】

①膀胱热结:即热结膀胱,病证名。指膀胱被邪热困扰,出现血热搏结的实证。膀胱为足太阳经之腑,伤寒太阳病不解,化热入里,与血相搏,结于膀胱,症见下腹部硬满、拘急不舒、小便自利、发热而不恶寒、神志如狂等。《伤寒论·辨太阳病脉证并治》:"太

阳病不解,热结膀胱,其人如狂,血自下,下者愈。"

◎ **亡血过多症**

> 亡血过多余炎存,犀角地黄汤宜餐。
>
> 昼夜发热留血分,邪血去尽热亦除。

注:亡血过多,或因新产,或有吐血及崩漏之症。时疫将发,触动旧疾,然后疫气渐渐加重,血液为热所搏,此水亏火动,当以犀角地黄汤[①]治之。

犀角地黄汤方

犀角二钱,白芍酒炒二钱,丹皮二钱,生地汁一两,水煎服。

方歌

> 犀角白芍丹三钱,生地一两渣仍煎。
>
> 煎成去渣入汁服,何愁余热复炎炎。

(张本)或因新产吐漏崩,亡血过多时疫逢。

> 水亏火动血热搏,昼夜发热血分中。
>
> 若用犀角地黄汤,邪热去尽血亦清。
>
> 犀角白芍丹二钱,生地一两渣仍煎。
>
> 煎成去渣入汁服,何愁余热复炎炎。

【注释】

①犀角地黄汤:见《备急千金要方》卷十二:"治伤寒及温病应发汗而不汗之内蓄血,及鼻衄、吐血不尽,内余瘀血,大便黑、面黄,消瘀血方。"

【评语】

犀角地黄汤为治疗血热妄行导致出血的主方,这种出血多见于温热病的进程中。方用犀角清热凉血,为治疗血热妄行之主品;另用白芍、生地黄滋阴养血,以补充阴液之不足;牡丹皮有凉血化瘀之效,可使络脉通畅,有利于血脉之平和。但犀角为禁用药品,现在多用水牛角代之。

◎ 失下发黄症

胃实失下郁为黄，邪热蓄血致斯殃。

治法须使瘀血行，热泄黄因一扫光。

注：表里壅闭，郁而为黄，热更不泄，干于血分，搏血为瘀，同受其邪，故有发黄、有瘀血，瘀血一行则黄自退。是黄因热发，非因瘀血而致也。然治瘀血而热斯泄，故专治瘀血，宜用桃仁承气汤，以克其瘀。

桃仁承气汤方　见"失下蓄血症"下（第50页）。

（张本）胃实失下表里壅，邪郁血分黄病生。

黄病原因邪热作，热不泄兮似瘀停。

专治瘀血热斯去，黄因热泄一扫平。

祛瘀桃仁承气汤，瘀去热泄黄病清。

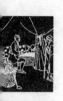

◎ 失下面肿四肢肿症

失下面肿及四肢，小便自利表里滞。

里气一疏表气顺，调胃承气一时愈。

注：此病是疫邪传里，胃热蒸脾，脾主面目四肢，失下故有浮肿，不可认为疫邪传表而用发汗之剂，又不可认为水肿用行气利水之药。此肿多舌黄芒刺，发渴饮水，只用调胃承气散，里气一疏，表气舒畅，其肿自消。

调胃承气散方

大黄三钱，青皮三钱，芒硝一钱五分，甘草一钱五分，生姜三片引。

方歌

调胃承气黄三钱，青皮在内三钱攒。

芒硝甘草各钱半，生姜三片入药煎。

合为细末姜调下，即名调胃承气散。

（张本）疫邪传里胃热蒸，胃与脾家表里通。

脾主面目及四肢，失下故有浮肿成。

此为疫邪传表症，发汗之剂总无功。

此肿舌黄多芒刺，发渴饮水胃热生。

里气一疏表气顺，调胃承气浮肿松。

调胃承气黄三钱，青皮三钱方内攒。

芒硝甘草各钱半，生姜三片入药煎。

合为细末姜调下，取名调胃承气散。

◎ **失下成泻症**

> 胃实失下脉沉数，忽然泄泻昼夜多。
>
> 心腹疼痛胸胁满，舌生黄刺黄苔作。
>
> 急服二参调胃汤，邪毒下尽好望活。
>
> 假若延迟气血虚，就是神仙亦难医。

注：此症邪疫入胃，流入大肠，忽然暴泻，庸医不审是邪毒在内，即用补泻之药，泻亦不止。延迟日久，耗气搏血，恶症百出，难治疗矣。宜用二参调胃汤，攻补并施。

二参调胃汤方

大黄三钱，甘草一钱五分，芒硝二钱，党参三钱，丹参三钱，青皮三钱，生姜三片引。

方歌

> 二参调胃三钱黄，钱半甘草二钱芒。
>
> 党参丹参共青皮，各用三钱与生姜。
>
> 产妇老人当下症，二症皆宜用此方。

【评语】

泄泻原因颇多，总有虚实之分。温邪传里，本泻下而愈，失下邪热在内，忽然暴泻,但"心腹疼痛胸胁满,舌生黄刺黄苔作",知邪毒在内所致,仍以调胃承气汤泻下邪热,青皮理气止痛,丹参养血、活血、凉血,恐邪热耗血、动血,暴泻耗气伤阴,党参益气固本,生姜为引,以和胃气。

◎ 失下成痢症

疫邪失下成痢疾,芍药汤①服不须疑。

此是湿热留肠胃,独服此方法更奇。

芍药汤方

白芍三钱,香附二钱,槟榔二钱,当归二钱,厚朴二钱,青皮一钱五分,甘草七分,大黄三钱,生姜五片,水煎服。

方歌

芍药汤内有香附,厚朴槟榔及当归。

青皮甘草姜五片,大黄三钱去里急。

【注释】

①芍药汤:出自《温疫论·战汗》,组成为:白芍一钱、当归一钱、槟榔二钱、厚朴一钱、甘草七分,水姜煎服。里急后重,加大黄三钱,红积倍芍药,白积倍槟榔。方中白芍、当归以和血,槟榔、厚朴以调气,血和则脓血自愈,气调则后重自除,又以甘草调中而和诸药,共奏和血止痢、理气止痛之功。

◎ 失足厥阴下后热症

应下失下口燥渴,热减肢厥欲近火。

一下口烂生津液,去炉减被脉大数。

渴除原非白虎症,柴胡汤内加粉葛。

注:此阳极则伏之症,一下而阳暴伸也。热渴既除,与白虎汤异,故用此汤。

柴胡汤方　见"下后汗论"下（第 36 页）。

【评语】

　　里证失下，邪热郁结肠胃，阳气被遏，不能外布，见肢冷欲盖被近火，即所谓"热深厥深"。下后厥回津生，为热去阳回之兆。因下后邪热轻微，热渴已除，不用白虎汤之辛凉重剂，而以柴胡汤加葛根和解即可。

瘟疫安怀集　卷三

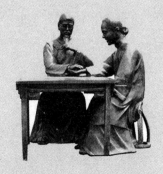

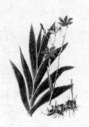

瘟疫下后诸症论①

【注释】

①瘟疫下后诸症论:据文义补。

◎ 下后邪复聚论

下后渴减身热退,后复发热邪复聚。

非关劳复还宜下,但当少与勿过剂。

注:渴减热退,病已愈矣,又复发热,乃膜原尚有余邪,因而复发热也,宜少下之。然亦有郁阳暴伸而热者,亦有劳复而热者,须细心审之。

◎ 下后反热论

下后宜凉反加热,结开郁阳得伸越。

即如炉中乍去火,余炎不久自消灭。

注:此病不必服药。

【评语】

下后渴减身热退,是病自愈。若下后复热,其因有三:一是膜原邪未尽;二是阳气郁结,因下法而伸展;三是因劳碌而复热。

◎ 下后膜原有余邪论

下后膜原有余邪，邪与卫并不除热。

间服柴胡清燥汤^①，候邪到胃再下也。

注：下后膜原尚有余邪，未尽传胃，故热不能尽除，当用缓剂调理，宜用柴胡清燥汤。

柴胡清燥汤方

柴胡二钱，甘草一钱，黄芩一钱五分，陈皮一钱五分，知母二钱，天花粉三钱，生姜三片、枣二枚引。

方歌

柴胡清燥甘草芩，陈皮知母天花粉。

姜三枣二入内煎，余邪自此复渐分。

【注释】

①柴胡清燥汤：方见《温疫论·下后间服缓剂》："下后或数下，膜原尚有余结未尽传胃，邪热与胃气相并，故热不能顿除，当宽缓两日矣。俟余邪聚胃，再下之，宜柴胡清燥汤缓剂调理。"

柴胡清燥汤功用为清除余邪疫热。方中柴胡、黄芩为清热之剂，陈皮、甘草为和中之剂，天花粉、知母为滋阴润燥之剂。这个方子是在用泻下法之前的调理方，目的在于清其余热，散其疫邪。

◎ 下后脉复沉论

既下脉浮汗解兆，而今不汗脉复沉。

膜原余邪复入胃，更宜下之莫因循。

◎ 下后脉复数论

下后脉已复而数，宜汗不汗素虚着。

瘟疫安怀集卷三

亦或利久使之然,宜用白虎加参可。

注:浮数宜汗而不得汗,或延迟五六日脉症不改,终不得汗,必素有亏虚也,亦或利久使然,宜用白虎汤加参一钱。

白虎汤方 见"邪已传表论"下(第19页)。

◎ 下后脉浮微数论

下后脉浮而微数,神思不爽微热作。

邪热浮表里无滞,无汗白虎不为错。

空浮而数按如无,白虎加参起沉疴。

注:脉浮数、身微热、神思不爽,此邪热浮于肌表而里无壅滞,宜白虎汤解之。若脉空浮而数,按之如无,白虎汤加参一钱,覆被而卧,则汗解。

方注见上。

◎ 下后脉近浮论

瘟疫下后里气和,渴减满去食未觉。

身热未除脉近浮,柴胡清燥汤服可。

柴胡清燥汤方 见"下后膜原有余邪论"下(第61页)。

◎ 下后腹疼论

汗后下后二三日,忽觉腹内疼不止。

欲作滞下芍药汤,无论见积未见积。

注:下后二三日,腹疼欲作滞下,无论见积不见积,即宜服芍药汤。若见红积,须将芍药加倍用;见白积,须将槟榔加倍用。

芍药汤方 见"失下成痢症"下(第56页)。

◎ 下后谵语论

血竭气耗因下进,因有下症数下之。

渴热并减下症去,五六日间发谵词。

邪气虽去元未复,清燥养荣更加味。

郑声①谵语原无二,别立名色因虚实。

注:此症未下之前,必有内热烦渴之症,为实症,故宜下。既下之后,数日内谵语不止者,乃元气未复也,宜用清燥养荣汤②加朱砂一钱治之。

清燥养荣汤方

当归身三钱,知母二钱,天花粉二钱,白芍二钱,陈皮一钱五分,生地二钱,甘草一钱,灯心三分,水煎服。

方歌

清燥养荣当归身,知母天花白芍陈。

甘草生地与灯心,阴枯血燥急煎吞。

【注释】

①郑声:症状名,指语言重复,语声低弱,若断若续的危重症象,多见于疾病晚期。因正气虚衰,精神散乱所致。郑声为心气大虚。《伤寒论·辨阳明病脉证并治》:"夫实则谵语,虚则郑声。郑声者,重语也。"

②清燥养荣汤:方见《温疫论·解后宜养阴忌投参术》:"夫疫乃热病也,邪气内郁,阳气不得宣布,积阳为火,阴血每为热搏。暴解之后,余焰尚在,阴血未复,大忌参、芪、白术,得之反助其壅郁。余邪留伏,不唯目下淹缠,日后必变生异证,或周身痛痹,或四肢挛急,或流火结痰,或遍身疮疡,或两腿钻痛,或劳嗽涌痰,或气毒流注,或痰核穿漏,皆骤补之为害也。凡有阴枯血燥者,宜清燥养荣汤。若素多痰,及少年平时肥盛者,投之恐有腻膈之弊,亦宜斟酌。大抵时疫愈后,调理之剂,投之不当,莫若静养节饮食为第一。"

63

【评语】

邪热在内,数下之后,致"血竭气耗"而用此方。原文言"元气未复",而清燥养荣汤方中药物为滋阴养血为主,知实为阴血大伤。《温疫论》明言:"凡有阴枯血燥者,宜清燥养荣汤。"方中以生地黄、白芍、当归滋营养血以润燥,取知母、天花粉以清余热而生津液,加陈皮利气宽中,以防滋腻碍胃之弊,更以甘草调和诸药,故是方有养阴润燥、清除余热的作用。

◎ **下后目涩口裂论**

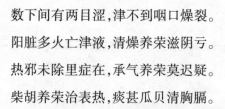

> 数下间有两目涩,津不到咽口燥裂。
>
> 阳脏多火亡津液,清燥养荣滋阴亏。
>
> 热邪未除里症在,承气养荣莫迟疑。
>
> 柴胡养荣治表热,痰甚瓜贝清胸膈。

注:津液者,血所生也。阳脏多火,阴血为热所搏,暴解之后余焰尚存,阴血未复,身微热而不渴,宜用清燥养荣汤滋阴降火。设热渴未除,里症仍在,宜用承气养荣汤去邪以滋阴。表有余邪,宜柴胡养荣汤以散其邪,若痰甚、胸膈不利,宜用瓜贝养荣汤[①]以清其痰。

清燥养荣汤方 见上。

承气养荣汤方 见"里邪未尽论"下(第26页)。

瓜贝养荣汤方

瓜蒌仁去皮油二钱,川贝母一钱,知母二钱,天花粉三钱,当归三钱,白芍酒炒二钱,苏子一钱,橘红三钱,姜三片引。

方歌

> 瓜贝养荣瓜蒌仁,贝母知母天花粉。
>
> 归芍苏子并橘红,专治痰甚膈不清。

后学医者于暴解之后,余焰尚存、阴血未复之时,宜细心审症。果虚当以上之诸方,选而用之,不可骤用参、术、黄芪之品助邪郁壅,使余邪留伏。不唯目下延缠,日后必生异症,或周身疼痛,或四肢挛急,或流火结核,或遍身疮疡,或两腿攒疼,或劳嗽痰涌,或毒气深伏,或痰核穿漏,皆骤补之为害也。

（张本）瘟疫医于暴解后,余焰尚存血未复。

即如前症果属虚,可选上方慢用补。

若是骤用参术芪,助邪郁壅便留伏。

目下延缠犹小事,日后必然异症出。

或是周身见疼痛,或是四肢挛急屈。

流火结核遍身疮,两腿攒疼劳嗽吐。

痰核穿漏毒深伏,皆是骤补为害人。

【注释】

①瓜贝养荣汤:方见《温疫论·解后宜养阴忌投参术》:"痰涎壅盛,胸膈不清者,宜蒌贝养荣汤。"原名为蒌贝养荣汤,又名清痰养荣汤、栝贝养荣汤。

【评语】

本条目为"下后目涩口裂论",实则论述四个养荣汤证治。下后阴血亏虚,目涩口裂,宜清燥养荣汤;邪热未除,宜承气养荣汤;表有余邪,宜柴胡养荣汤;痰甚,胸膈不利,宜瓜贝养荣汤。

瓜贝养荣汤以当归、白芍滋养营血,知母、天花粉清热润燥,更加瓜蒌、川贝母、橘红、苏子以宣肺化痰,合而用之,共奏养阴清热、润肺化痰之效,主治肺热痰嗽而营血内亏者。

◎ **下后痰嗽论**

大病之后咳嗽多,日轻夜重睡不着。

急服瓜蒌杏仁汤,一服即愈何必多。

瓜蒌杏仁汤方

瓜蒌仁二钱,川贝母二钱,知母一钱,天花粉三钱,当归三钱,白芍酒炒二钱,苏子一钱,橘红三钱,杏仁一钱五分,青皮一钱五分,大黄一钱五分,芒硝三钱,甘草七分,姜煎服。

方歌

瓜蒌杏仁瓜蒌先,贝母知母花粉添。

当归白芍并苏子,橘红杏仁青皮兼。

大黄芒硝合甘草,姜作引子一同煎。

【评语】

瓜蒌杏仁汤的组成是在瓜贝养荣汤的基础上,加入杏仁、青皮、大黄、芒硝、甘草五味。意在清热通腑(大黄、芒硝、甘草)、利气止咳(杏仁、青皮)。

◎ 下后夺气不语论

时疫下后气血虚,睡面向里神思迷。

似寐不寐痞非痞,呼之不醒昏如痴。

服药不当宁静守,神清渐食是虚回。

表里若无大热者,人参养荣汤补之。

人参养荣汤方 见"下后恶症论"下(第 32 页)。

◎ 下后夺液无汗论

下后脉浮当汗解,三五不汗令人嗟。

其人必然大病久,预亡津液无别说。

注:下后肌表仅存微热,不能汗解,里邪先尽,中气平和,饮食渐进,虽目下三五日不汗,半月津液回,得战汗而解。此是大病久夺其津液,故不能汗,断不可苛求其汗,而用发汗之药。

◎ **下后遍身疼痛论**

大汗大下诸症去，身疼难转脉沉细。

汗下太过阳不周，三五日间气血愈。

注：汗下后诸症悉去，忽然浑身肢节反加疼甚，或如被杖，或如折伤，少动则痛哭苦嚎，此经气虚、荣卫阻滞也。三五日后经气渐回，身疼渐止，不必用药。如以风湿相搏而用祛风除湿之药，则误矣。

（张本）大汗大下诸症去，身疼难转脉沉细。

汗下太过阳不周，营卫阻滞故乃尔。

三五日间气血复，不必服药病自愈。

如误认为风湿传，祛风除湿则误矣。

【评语】

下法，是祛除体内热结的有效方法之一。但由于下法用药多苦寒或咸寒，易伤经气，或使营卫阻滞不利，故会出现多种痛苦。对于这些痛苦，切勿以风湿痹症治之，待经气回复，症状自然消失。

◎ **下后反痞论**

下后反痞[①]气血弱，脉不沉数口不渴。

宜服参附养荣汤[②]，一服痞去何用多。

注：此证有虚有实，如果表有微热、脉不数、口不渴、下后反痞者，此汤宜之。若脉数、口渴而痞者，误投之，祸如反掌。

参附养荣汤方

党参二钱，附子一钱五分，生地二钱，当归三钱，白芍二钱，干姜一钱，水煎，食后服。

方歌

参附养荣生地黄,当归白芍与干姜。

照常煎服如前症,一服犹如雪见汤。

归震川注:瘟疫虽为热症,未免有虚有实。若表有微热、脉不数而口不渴,则为虚证。若大热、脉数、口渴,则为实证。每因认脉不真,多虚虚实实之弊。历观下后之症,虚实显然,而未免多误者,皆因疫为热症,横于胸中,不敢存补虚之见,误人多矣。

【注释】

①痞:痞证最早见于《伤寒论》,一般可分虚实两种。实证多是邪热内结、水热互结、痰热互结,造成气机壅塞的实证痞满;而虚证多是病人体质素虚,表邪内陷,或误下里虚,气机不通,形成虚证痞满。

②参附养荣汤:方见《温疫论·下后反痞》:"疫邪留于心胸,令人痞满,下之痞应去,今反痞者,虚也。以其人或因他病先亏,或因新产后气血两虚,或禀赋娇怯,因下益虚,失其健运,邪气留止,故令痞满。今愈下而痞愈甚,若更用行气、破气之剂,转成坏证,宜参附养荣汤。"

【评语】

参附养荣汤乃温疫后为气血阴阳亏虚所设之方。方以辛温大热之姜、附与阴寒滋腻的地、芍相配,另有人参益气养阴。但此方补虚有余而祛邪不足,若疫邪仍在,人参不可用也。

◎ 下后反呕论

欲下止呕呕反甚,此是胃家虚寒证。

少进粥汤便吞酸,半夏藿香汤①须进。

注:此症与邪在胸膈不同。如心下胀满、口渴、发热而呕,乃下症也。下之诸症减而呕亦轻,若下之诸症去而呕转甚,乃胃寒而呕,此汤宜之。此症与下

格亦不同,当细辨之。

半夏藿香汤方

半夏二钱,藿香一钱,炒干姜一钱,白术二钱,茯苓二钱,陈皮一钱,甘草五分,生姜三片引。

方歌

半夏藿香炒干姜,白术茯苓并陈皮。

甘草五分生姜引,胃寒一服妙如神。

【注释】

①半夏藿香汤:方见《温疫论·下后反呕》:"疫邪留于心胸,胃口热甚,皆令呕不止,下之呕当去。今反呕者,此属胃气虚寒。少进粥饮,便欲吞酸者,宜半夏藿香汤,一服呕立止,谷食渐加。"

【评语】

条文从"呕,下后反呕甚"辨呕乃胃气虚寒所致。中医常脾胃虚寒并称,脾主运化,胃主受纳,今但见呕吐,乃胃气虚寒,当温中和胃、降逆止呕,方以二陈汤加藿香、干姜、白术芳香温中和胃。或可见胃气虚寒其他症状,如胃纳减退、脘腹痛、喜温喜按、泛吐清水或清冷涎沫、口淡无味、舌淡胖嫩、舌苔白润、脉沉迟无力等。

◎ **下后大便不行呕论**

瘟疫下后脉已平,大便三五日不行。

时时作呕食难进,少与汤水呕不存。

下既不通必反上,调胃承气驱结行。

每加黄连一钱正。

注:此为下格①,盖因不通必反于上,若认为反胃,用牛黄、狗宝香燥之品,及误作寒气,用藿香、丁桂、二陈之类,延迟日久者,必死。

调胃承气汤方 见"邪已传里论"下（第 23 页）。

【注释】

①下格：病名。大便数旬不通,时呕而食不进者。《医钞类编》卷十五："大便二三旬不行,时时作呕,饮食不进,虽少与汤水,呕吐愈加,此为下格。盖下既不通必反于上……宜调胃承气,热饮,顿下宿结及溏粪胶黏恶物,则呕吐立止。"

【评语】

原文歌诀后有一句"每加黄连一钱正",经查词句不知出于何处,又与上文不合韵,但与治疗合拍,故予保留之。

瘟疫诸肿症

◎ **应下浮肿论**

渐热而渴舌黄苔,心腹满疼见数脉。

应下之症遍身肿,喘息不已小便涩。

疫兼浮肿三焦闭,小承气汤可消开。

小承气汤方 见"邪已传里论"下（第 23 页）。

◎ **微下身肿论**

气不足兮言不听,下症微下不胜攻。

强答日期微饮水,余邪沉匿膜原中。

忽然烦闷加肿满,向来微邪表里分。

宜用承气养荣汤,表肿未除微汗松。

承气养荣汤方 见"里邪未尽论"下（第 26 页）。

◎ 先肿后疫论

先患肿胀后遇疫，小便不利气喘急。

先自足肿渐心腹，治疫可使水消除。

【评语】

先患肿胀，后遇疫邪，肿胀为本，疫邪为标。但疫邪传变迅速，有"一日三变"之险，所以病情很快加重，故当"急则治其标"，以祛疫邪为主，疫邪去而肿胀自然缓解。但小便不利致因非一，不可单纯用利尿药清利之，祛除病因，肿胀自然消除。

◎ 疫兼水肿论

疫人遍身浮肿疾，下体益甚色不赤。

小便不利为水肿，继又身热午后益。

心腹满闷兼烦渴，大便不调气喘急。

承气下后腹满胀，二分甘遂量虚实。

水肿兼疫仍治里，二症一药可兼除。

承气汤方 见"邪已传里论"下（第23页）。

【评语】

以上两节论治条文，均来自《温疫论·肢体浮肿》。原文说："外有通身及面目浮肿，喘急不已，小便不利，此疫兼水肿，因三焦壅闭，水道不行也，但治其疫，水肿自已，宜小承气汤。向有单腹胀而后疫者，治在疫。若先年曾患水肿，因疫而发者，治在疫，水肿自愈。病人通身浮肿，下体益甚，脐凸，阴囊及阴茎肿大色白，小便不利，此水肿也，继又身大热，午后益甚，烦渴，心下满闷，喘急，大便不调，此又加疫也，因下之，下后胀不除，反加腹满，宜承气加甘遂二分，弱

瘟疫安怀集卷三

人减量。盖先肿胀,续得时疫,此水肿兼疫,大水在表,微疫在里也,故并治之。"

◎ 病后身肿论

　　　　　大病之后三焦伤,不能通调输膀胱。

　　　　　足疼体重身浮肿,金匮肾气丸[1]相当。

　　　　　劝君莫存迟缓意,急速服药休傍徨[2]。

金匮肾气丸方

　　熟地四两,山药二两,山萸肉二两,茯苓一两五钱,丹皮一两五钱,泽泻一两五钱,肉桂一两,附子一两,牛膝一两,车前子八钱。

　　方歌

　　　　　金匮肾气八味丸,更有牛膝并车前。

　　　　　炼蜜为丸桐子大,空心送下二三钱。

【注释】

　　①金匮肾气丸:方见《金匮要略·血痹虚劳病脉证并治》:"虚劳腰痛,少腹拘急,小便不利者,八味肾气丸主之。"又见《金匮要略·消渴小便不利淋病脉证并治》:"男子消渴,小便反多,以饮一斗,小便一斗,肾气丸主之。"原方为地黄、山茱萸、山药、泽泻、茯苓、牡丹皮、桂枝、附子(炮)。此处有牛膝、车前子,应为济生肾气丸。

　　②傍徨:来往走动,心神不宁的样子。

◎ 愈后身肿论

　　　　　愈后数日自足肿,小便如常别无苦。

　　　　　遍身浮肿不气喘,调养自愈待气复。

　　注:大病后血未胜,气暴复,气依于血,血无所依,故作肿。但静养、节饮食,不药自愈。亦有邪去而滞气未尽去,用芍药汤二服[1]即消。

芍药汤方　见"失下成痢症"下(第56页)。

①二服:二剂。

【评语】

此段文字亦来源于《温疫论·肢体浮肿》,原文为:"时疫愈后数日,先自足浮肿,小便不利,肿渐至心腹而喘,此水气也,宜治在水。时疫愈后数日,先自足浮肿,小便如常,虽通身浮肿而不喘,别无所苦,此气复也。盖血乃气之依归,夫气先血而生,无所归依,故暂浮肿,但静养节饮食,不药自愈。"

◎ 愈后喘急论

　　　　　　气复足温肢体轻,小便如常气从容。

　　　　　　水气溺涩气喘急,肢体沉重足如冰。

注:此症宜服芍药汤,一服即愈。

方注见上条下。

瘟疫杂症

◎ 疫邪发疸是腑病论

　　　　　　疫邪传里下焦遗,小便不利身同金。

　　　　　　须得茵陈汤①一剂,发疸始能见安稳。

注:小便不利乃胃家移热,疸即因之,瘀血一行,小便自利,而疸即退矣。苟非大黄,决难取效。

茵陈汤方

茵陈二钱,山栀子一钱五分,大黄五钱,生姜五片,水煎服。

方歌

疫邪发疸茵陈汤，山栀大黄姜煎吞。

服后热除小便利，疸因此时方能退。

【注释】

①茵陈汤：即《伤寒论》茵陈蒿汤。《伤寒论》第236条："阳明病，发热汗出者，此为热越，不能发黄也；但头汗出，身无热，齐颈而还，小便不利，渴引浆者，此为瘀热在里，身必发黄，茵陈蒿汤主之。"第260条："伤寒七八日，身黄如橘子色，小便不利，腹微满者，茵陈蒿汤主之。"《温疫论·发黄》："疫邪传里，遗热下焦，小便不利，邪无输泄，经气郁滞，其传为疸，身目如金者，宜茵陈汤。"

【评语】

黄疸一证，有太阳发黄、阳明发黄、太阳阳明发黄之不同。茵陈蒿汤为湿热黄疸代表方剂，具有清热利湿退黄作用。《伤寒论》黄疸为阳明里证，邪不能从下而出，则发为黄疸。温疫传下焦，小便不利，湿热无出，故发黄，与茵陈蒿方病机相同。

茵陈蒿汤方中重用茵陈为君药，本品苦泄下降，善能清热利湿，为治黄疸要药，古有"无疸不茵陈"之说；臣以栀子清热降火，通利三焦，助茵陈引湿热从小便而去；佐以大黄泻热逐瘀，通利大便，导瘀热从大便而下。三药合用，利湿与泄热并进，通利二便，前后分消，湿邪得除，瘀热得去，黄疸自退。

◎ **疫邪发斑论**

邪留血分里气壅，非下不斑出渐轻。

下后斑出仍宜下，此时下法要从容。

斑渐出时复大下，斑毒内陷恶症丛。

举斑汤加参一钱，补不及时命必终。

未下斑出有下症，承气少与徐徐攻。

注：斑出不透，用举斑汤；斑出透而热不退，用化斑汤；斑毒内陷，用人参举斑汤；有下症，用承气汤；将出未出之时，用元参升麻汤。

举斑汤、人参举斑汤、化斑汤、元参升麻汤　但见下"发斑验症诀"下。

承气汤　见"邪已传里论"下（第 23 页）。

◎ **发斑验症诀**

　　　　　　耳聋足冷非斑症，烦闷咳呕发狂候。

　　　　　　医人临证须细观，可知发斑不发斑。

举斑汤①方

　　当归三钱，白芍二钱，升麻一钱（亦有用五钱者），穿山甲一钱，白芷一钱五分，柴胡二钱，生姜三片，水煎服。

　　方歌

　　　　托里举斑有升麻，白芍当归穿山甲。

　　　　白芷柴胡姜水煎，恶症出现人参加。

　　此汤加人参，即名人参举斑汤。

化斑汤②方

　　煅石膏三钱，大黄三钱，栀子一钱，甘草一钱，知母一钱五分，生姜引。

　　方歌

　　　　石膏大黄各三钱，栀子甘草一钱攒。

　　　　钱半知母姜五片，斑毒可化不为难。

元参升麻汤③方

　　元参三钱，升麻七分，葛根一钱，甘草一钱，生姜引。

　　方歌

　　　　元参三钱升麻七，葛根甘草一钱入。

　　　　四味合来生姜煎，服于将出未出时。

承气汤方　见"邪已传里论"下（第 23 页）。

瘟疫安怀集卷三

①举斑汤:方见《温疫论·发斑》中托里举斑汤。原文为:"邪留血分,里气壅闭,则伏邪不得外透而为斑。若下之,内壅一通,则卫气亦从而疏畅,或出表为斑,则毒邪亦从外而解矣。若下后斑渐出,更不可大下。设有下证,宜少与承气缓缓下之。若复大下,中气不振,斑毒内陷则危,宜托里举斑汤。"

②化斑汤:《温病条辨》化斑汤化裁而来。原文为:"太阴温病,不可发汗,发汗而汗不出者,必发斑疹;汗出过多者,必神昏谵语。发斑者,化斑汤主之。"原方组成:石膏一两,知母四钱,生甘草三钱,元参三钱,犀角二钱,白粳米一合。

③元参升麻汤:出自《类证活人书》卷十八。原文为"治伤寒发汗吐下后,毒气不散,表虚里实,热发于外,故身斑如锦文,甚则烦躁谵语,兼治喉闭肿痛。"原方组成:玄参、升麻、炙甘草各半两。

【评语】

上文已阐明"斑不出透,用举斑汤;斑出透而热不退,用化斑汤;斑毒内陷,用人参举斑汤;有下症,用承气汤;将出未出之时,用元参升麻汤"。举斑汤由白芍、当归、升麻、白芷、柴胡、穿山甲组成,方中当归、白芍养血合营以扶正,升麻、柴胡、白芷宣透斑毒,穿山甲入络以通血滞,合而用之,共奏扶正达邪、宣透斑疹之功。斑已出透,但热不退者,用化斑汤。方去宣散发斑之品,以石膏、知母清气分之热,大黄泻温热疫毒,栀子清三焦之热,甘草清热解毒和中,功以清热为主。元参升麻汤由玄参、升麻、甘草加葛根组成。《医方集解》言升麻能入阳明,升阳而解毒;玄参能入少阴,壮水以制火;甘草甘平,能散能和。故上可以利咽,而内可以散斑也。方中加葛根可解表退热、升阳透疹,有助于透疹外出。

◎ **邪在胸膈论**

胸膈满闷烦渴呕,欲吐不吐邪上留。

饮食难进腹中满，调胃承气可无忧。

调胃承气汤方　见"邪已传里论"下（第23页）。

◎ 瘟疫小便涩症

清燥利水汤①方

滑石五钱，甘草八分，猪苓一钱，泽泻一钱，木通一钱，车前子一钱，灯草二钱引。

方歌

邪干气分小便涩，滑石甘草猪苓泽。

木通车前灯心煎，一服管使小便来。

【注释】

①清燥利水汤：即《温疫论·小便》中猪苓汤方。原文为："邪到膀胱者，乃疫邪分布下焦，膀胱实有之邪，不一于热也。从胃家来，治在胃，兼治膀胱。若纯治膀胱，胃气乘势拥入膀胱，非其治也。若肠胃无邪，独小便急数，或白膏如马遗，其治在膀胱，宜猪苓汤。"

◎ 小便赤浊症

热到膀胱胃热移，及于下焦小便赤。

热邪俱到膀胱者，小便急数如马遗①。

此宜兼治膀胱胃，调胃承气可立除。

调胃承气汤方　见"邪已传里论"下（第23页）。

【注释】

①马遗：马尿。

【评语】

此条见于《温疫论·小便》，原文为："邪到膀胱者，乃疫邪分布下焦，膀胱实有之邪，不一于热也。从胃家来，治在胃，兼治膀胱。若纯治膀胱，胃气乘势拥入膀胱，非其治也。若肠胃无邪，独小便急数，或白膏如马遗，其治在膀胱，宜猪苓汤。"尿如马遗，治宜猪苓汤，不宜调胃承气。此处与原文有异。虽然前段文字说"从胃家来，治在胃，兼治膀胱"，但未说方药，也未提及"马遗"二字，可见"调胃承气立可除"是田氏的意思。

◎ 感冒兼疫症

疫邪未发因感冒，因由脉症适相肖。

先投发散一汗解，续得头疼发热症。

潮热烦渴不恶寒，须以疫法治之妙。

【评语】

此篇所说，即温病学中"新感引动伏邪"。感染温邪疫毒，伏于体内，因感冒引发伏邪。对于新感引动伏邪的治疗，应先解表邪，后清里热。发散表邪后，出现头疼、发热、潮热、烦渴而无恶寒，此时表证已解，独温热疫邪存在，当按温疫方法治疗。

◎ 先疟后疫症论

疟疫已发有几场，忽然发热昼夜烦。

渴不恶寒舌生刺，心腹痞满饮食难。

下症渐具疟症隐，以疫法治最为良。

【评语】

此段说的是温疫兼疟疾的治疗。疟疾发作数次后，往来寒热消失，出现发热、烦躁、口渴、不恶寒、舌起芒刺、脘腹痞满、饮食不进，此时疟疾症状消失，表现出温热疫邪在里，以温疫下法治之。

◎ 先疫后疟症论

> 昼夜纯热有下症，下后身凉脉已静。
>
> 每日间日时恶寒，而后发热如期应。
>
> 瘟疫已解疟未解，以疟治之可立应。
>
> 若传胃家必现里，是谓瘟疟可下症。
>
> 下后里除疟症在，或疏或截或补中。

清脾饮①方

青皮三钱，柴胡三钱，厚朴二钱，半夏一钱，白术二钱，茯苓一钱，草果二钱，甘草一钱五分，黄芩一钱五分，生姜五片引。

方歌

> 疟邪未去宜用疏，清脾饮子不可忽。
>
> 青皮柴胡用三钱，厚朴半夏并白术。
>
> 茯苓甘草草果芩，生姜为引一处煎。

截疟不二饮②方

常山酒炒二钱，青皮二钱，草果二钱，槟榔二钱，知母二钱，陈皮一钱，穿山甲一钱，乌梅三个，生姜三片、枣一枚引。

方歌

> 邪去热在必要截，不二引子可用些。
>
> 常山青皮各二钱，草果槟榔知母切。
>
> 陈皮山甲各一钱，乌梅姜枣不可缺。
>
> 水酒各半煎出露，临发之日早吞也。

补中四兽引③方

人参三钱，白术二钱，茯苓二钱，半夏二钱，陈皮一钱五分，草果三钱，乌梅三个,炙草一钱,生姜三片、枣二枚引。

方歌

势挟虚热宜何方,补中四兽引作汤。

人参白术并茯苓,半夏陈皮草果合。

乌梅炙草引姜枣,煎成入盐少许尝。

【注释】

①清脾饮:见《温疫论·温疟》。原文为:"疟邪未去者宜疏,邪去而疟势在者宜截,势在而挟虚者宜补,疏以清脾饮,截以不二饮,补以四君子。"方用柴胡、黄芩和解少阳,除往来寒热,为君药。草果既能化湿痰,又是截疟要药,为臣药。青皮、厚朴理气宽胸;半夏、生姜、茯苓、白术健脾燥湿,治生痰之源,为佐药。甘草调和诸药,为使药。诸药合用,燥湿化痰,调和肝脾,和解少阳。

②截疟不二饮:方名见《万氏家抄方》卷五。原方组成:槟榔、草果、知母、贝母、陈皮、枳壳、半夏、常山、乌梅、苍术、柴胡。主治疟疾已发四五次者。

③补中四兽饮:即《三因极一病证方论》卷六中四兽饮,组成为六君子汤加乌梅、草果。"治五脏气虚,喜怒不节,劳逸兼并,致阴阳相胜,结聚涎饮,与卫气相得,发为疟疾,悉主之。兼治瘴疠最效。"

【评语】

以三方论疟之疏、截、补三法。治疟之法,初发邪盛者以截疟疏散为主,体虚病久者,以扶正祛邪为主。清脾饮、截疟不二饮、补中四兽饮方可作为疏散、截疟、补益基本方,随证加减应用。

◎ **痢疾兼症**

下痢脓血兼遇疫,发热而渴呕不食。

心腹痞满舌苔黄,疫痢黄症为最急。

注:疫邪传胃,借大肠传送而下,大肠失职,不能载胃毒而出,毒邪留胃,耗

气搏血,神脱气尽而死,急服此方可一举而两得。

槟榔芍药顺气汤[①]方

槟榔三钱,白芍三钱,枳实三钱,厚朴二钱,大黄三钱,青皮一钱五分,生姜引。

方歌

急服槟芍顺气汤,诚为一举两得当。

槟芍朴实并大黄,青皮姜煎最为良。

瘟疫安怀集卷三

【注释】

①槟榔芍药顺气汤:见《温疫论·疫痢兼证》槟芍顺气汤,原方无青皮。"下痢脓血,更加发热而渴,心腹满闷,呕而不食,此疫痢兼证,最为危急。夫疫者胃家事也,盖疫邪传胃,下常八九,既传入胃,必从下解,疫邪不能自出,必藉大肠之气传送而下,而疫方愈。夫痢者,大肠内事也,大肠既病,失其传送之职,故正粪不行,纯乎下痢脓血而已,所以向来谷食停积在胃,直须大肠邪气将退,胃气通行,正粪自此而下,今大肠失职,正粪尚自不行,又何能与胃载毒而出? 毒既不前,稽留在胃,最能败坏真气,在胃一日,有一日之害,一时有一时之害,耗气搏血,神脱气尽而死。凡遇疫痢兼证者,在痢尤为吃紧,疫痢俱急者,宜槟芍顺气汤,诚为一举两得。"

【评语】

痢疾者,邪蕴肠腑,气血壅滞,传导失司。复受疫邪传胃,本因下之邪去,因痢疾邪不得下,邪壅胃肠。从下痢脓血、发热、渴呕不食、心腹痞满、舌苔黄等诸症看,病为邪实,原方下之祛邪,则一举两得。

槟榔芍药顺气汤,《温疫论》无青皮。是方为小承气汤加槟榔、芍药而成。小承气汤为理气通腑之方,加槟榔理气破积,芍药缓解积气,为治疗温疫里证、痢疾腹痛之主方。

◎ 邪热延心成狂症

疫邪及血延蔓心,喜妄如狂不识人。

或搓两手而摸胸，昏昏沉沉语不清。

血中留火延心家，不可误为气心风。

只用调胃承气散，引用生姜共灯心。

调胃承气散方　见"失下面肿四肢肿症"下（第 54 页）。

◎ 疫邪直入肠胃症

疫邪直入肠胃中，忽然心腹胀满疼。

邪传在上用吐法，邪传在下令下行。

通用调胃承气散，或吐或泻自安宁。

庸医不知为寒症，误用热药命必终。

注：即用调胃承气散为末，姜汤调下二钱，得吐泻而疼自止，用吐者，服之以止为度。

方注见上。

◎ 疫邪直入经络症

疫邪直入经络间，四肢拘疼行步难。

此是疫邪传表症，三消饮子即速攒。

如若浴洗用药酒，延迟日久成瘫痪。

此方见前，再加木瓜、牛膝各三钱，葛根三钱，用烧酒一斤半，煮一炷香时，即名五瘟酒①。

舌有白苔依本方，舌有黄苔加大黄三钱。

方见"邪将分传论"下（第 18 页）。

（张本）如若洗浴用药酒，三消木瓜牛膝煎。

葛根三钱烧酒取，煮一炷香即成焉。

此酒即名五瘟酒，尚洗经络挛痛蠲。

如若不洗视若玩，延迟日久成瘫痪。

①五瘟酒：即三消饮子加木瓜、牛膝各三钱，葛根三钱，用烧酒一斤半，煮一炷香时间成药。五瘟指春瘟刘元达、夏瘟张元伯、秋瘟赵公明、冬瘟钟士季、总管中瘟史文业。南宋天心派道士路时中《无上玄元三天玉堂大法》卷十三"斩瘟断疫品"论述瘟神行瘟之由及制瘟之法，略云："但今末世，时代浇薄，人心破坏，五情乱杂"，故"东方青瘟鬼，刘元达，木之精，领万鬼行恶风之病；南方赤瘟鬼，张元伯，火之精，领万鬼行热毒之病；西方白瘟鬼，赵公明，金之精，领万鬼行注气之病；北方黑瘟鬼，钟士季，水之精，领万鬼行恶毒之病；中央黄瘟鬼，史文业，土之精，领万鬼行恶疮痈肿"。

◎ 大头瘟症论

大头瘟疫是天行，恶寒发热咽喉疼。

大渴喘急喉痛肿，芩连消毒即可平。

芩连消毒饮方

荆芥二钱，防风二钱，黄芩一钱，连翘二钱，甘草一钱，牛蒡子一钱，大黄三钱，青皮二钱，生姜引。

方歌

芩连消毒荆防芩，甘草牛子一钱均。

大黄二钱青皮二，姜煎温服妙如神。

（张本）大头瘟疫是天行，恶寒发热咽喉疼。

大渴喘急喉痛肿，芩连消毒饮有功。

芩连消毒荆防芩，甘草牛子一钱匀。

大黄三钱青皮二，姜枣煎服效如神。

泰和二年大头行，李杲制方功速灵。

遂刻于石传不朽，普济消毒饮有名。

芩连橘玄草参翘，牛子薄荷蓝根容。

马勃僵蚕桔梗等，升麻柴胡毒消清。

【评语】

　　芩连消毒饮为田氏所创，方以黄芩、连翘清热解毒、消肿散结；荆芥、防风祛风解表；牛蒡子疏散风热、宣肺利咽；大黄清热泻火，引热下行；青皮行气散结。全方清热为主，于清、宣、散一体，治头面各种热毒蕴结之症。

　　"张本"之所以将普济消毒饮放于此，是因为田氏芩连消毒饮的主要药物与普济消毒饮基本一致，这样更能了解田氏用药之意。

◎ **疫延心肺越经症**

　　　　　　睡觉口中忽言语，梦寐昏昏神不定。

　　　　　　汤粥与之虽吞咽，形如中酒多不举。

　　　　　　邪延心肺越经症，泻心导赤饮急取。

泻心导赤饮①方

　　连翘二钱，黄芩一钱五分，茯神二钱，知母一钱五分，人参三钱，麦冬二钱，滑石一钱五分，栀子一钱五分，犀角一钱，甘草一钱，生地三钱，灯心二分，姜、枣引。

　　方歌

　　　　泻心导赤饮连芩，茯神知母并人参。

　　　　麦冬滑石栀子犀，甘草生地共灯心。

　　　　一十二味引姜枣，专治邪延心肺经。

【注释】

　　①泻心导赤饮：方名见《古今医鉴》卷三，原方组成：山栀子、黄芩、麦门冬、滑石、人参、犀角、知母、茯神、黄连（姜汁炒）、甘草。主治：越经证。症见伤寒心下不疼，腹中不满，大便如常，身无寒热，渐变神昏不语，或睡中独语，目赤唇焦，将水与之则咽，不与则

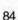

瘟疫安怀集

不思,形如醉人。

◎ **瘟疫夹血症**

> 身热烦渴不头疼,神思昏昏语不清。
>
> 小水不利大便黑,夹血邪传心肺经。
>
> 速用桃仁承气汤,黑血下尽可望生。

桃仁承气汤方 见"失下蓄血症"下(第 50 页)。

◎ **疫兼吐蛔症**

> 吐蛔胃热非脏寒,勿用理中乌梅丸。
>
> 只用调胃承气散,热下蛔虫自然安。

注:此时疫邪传里,胃热如沸,蛔虫不安,必反于上,蛔因吐出,用调胃承气散,热下而蛔虫自安。医家多认为脏寒而用理中安蛔汤、乌梅丸辛热之品,即如红炉加炭,火上添油,不知瘟疫从无寒症,况蛔因热生,未有寒而生蛔者也。如以蛔为寒,冬天何不养蚕?

调胃承气散方 见"失下面肿四肢肿症"下(第 34 页)。

◎ **瘟疫呃逆症**

> 呃逆有热亦有寒,医者断无执俗言。
>
> 临时须当详其症,或热或寒自了然。
>
> 白虎承气能治热,四逆汤①来可治寒。

注:寒则内外皆见寒症,可用四逆汤温之;热则内外皆见热症,故用白虎、承气二汤。

又注:二症皆有寒有热,但寒乃偶见之症,热乃常见之症,未免有寒寒热热误,车有由覆,悔何及哉?

白虎汤方 见"邪已传表论"下(第 19 页)。

承气汤方　见"邪已传里论"下(第23页)。

四逆汤方

附子三钱,甘草一钱,干姜一钱,水一钟,煎八分服。

方歌

呃逆即是胃中寒,四逆方子可速攒。

附子制熟生甘草,还有生姜用水煎。

【注释】

①四逆汤:方见《伤寒论》第324条:"少阴病,饮食入口则吐,心中温温欲吐,复不能吐,始得之,手足寒,脉弦迟者,此胸中实,不可下也,当吐之。若膈上有寒饮,干呕者,不可吐也,当温之,宜四逆汤。"

【评语】

呃逆的主要病机为胃气上逆动膈所致,乃阳明之病。阳明气分热盛者,白虎汤主之;阳明腑实者,承气汤主之;阳明虚寒者,四逆汤主之。临床当以证候区分,不可一概论之。

瘟疫九传论

疫有但表而不里者,有但里而不表者,有表而传表者,有里而再里者,有表里分传者,有表里分传而再分传者,有表里偏胜者,有先表而后里者,有先里而后表者,凡此九传,其病一也。医者不知九传之法,即不知邪之所在,未免当汗不汗,当下不下,或颠倒错误,或寻枝摘叶,即如盲者之不任杖,聋者之听宫商①,无路可通,无音可求,同归于一误也。

①宫商:古代音律中的宫音与商音,后人用其泛指音乐。

【评语】

此段论述瘟疫有九种传变,医者当明,否则汗下失当,必将误治。张文甫先生言:"瘟疫九传评列后,医者须当辨其真。倘若不知邪所在,汗下颠错必误人。"

◎ 但表不里论

> 但表不里只见表,谷不绝兮无胀满。
> 头疼身痛热无凛,不烦不渴邪外传。
> 此症只宜达原治,邪气一疏离膜原。
> 或自斑消或汗解,不药亦能自安然。
> 汗出不彻热不退,白虎汤药即速攒。
> 斑出不及热不退,举斑汤来是仙传。
> 斑汗并行不透彻,热仍不退二方兼。

达原饮方　见"瘟疫初起论"下(第 13 页)。
白虎汤方　见"邪已传表论"下(第 19 页)。
化斑汤方　见"疫邪发斑论"下(第 75 页)。

◎ 表而再表论

> 表而再表邪未尽,三四五日依前凭,
> 脉洪而数有伏邪,未愈还须照前法,
> 不可迟悟伤人命。

◎ 但里不表论

> 但里不表全无表,胸膈膨闷吐不了。

邪传在上用吐法,瓜蒂散吐邪渐少。

瓜蒂散[①]方

甜瓜蒂二钱,山栀仁二钱,赤小豆二钱,为末冲服。

方歌

瓜蒂栀仁赤小豆,水煎徐服勿太骤。

不若调胃承气散,每用二钱止为度。

传之中下不吐呕,心腹胀满热傍流。

燥结胶闭协热利,承气汤服可无忧。

承气汤方　见"邪已传里论"下(第23页)。

瘟疫安怀集

【注释】

①瓜蒂散:方见《温疫论·邪在胸膈》:"温疫胸膈满闷,心烦喜呕,欲吐不吐,虽吐而不得大吐,腹不满,欲饮不能饮,欲食不能食,此疫邪留于胸膈,宜瓜蒂散吐之。"

【评语】

温邪上传,胸膈满闷,欲吐不吐,而无表证,为邪在胸膈,当用吐法,用瓜蒂散。方中瓜蒂味苦,善涌吐痰涎宿食,带邪外出,为君药;栀子苦寒,清热泻火,祛胸膈温邪,为臣药;赤小豆味酸平,能除烦满,为佐药。三药配伍,方简力专,邪出即止。

◎ 里而再里论

上中与下俱病者,承气导之邪下流。

里而再里仍前法,甚至三里[①]亦时有。

【注释】

①三里:非指足三里穴,乃指疫邪深入,伏而不出,较里再里更深一层。言病之深也。

◎ **表里分传论**

> 表里分传非等闲,始则邪气伏膜原。
> 半表半里分传去,表里俱病强汗难。
> 先须承气通其里,里通乘势发汗斑。

承气汤方 见"邪已传里论"下(第23页)。

◎ **再分传论**

> 诸症悉去热不退,三消饮子去余炎。
> 如若再有分传者,亦用三消愈如前。

三消饮子方 见"邪将分传论"下(第18页)。

◎ **表里偏胜论**

> 表胜于里表证多,当治其表兼里药。
> 里证多而表证少,但治其里表自辍。

注:治表兼里药,白虎汤加大黄三钱,治里宜调胃承气散。

白虎汤方 见"邪已传表论"下(第19页)。

调胃承气散方 见"失下面肿四肢肿症"下(第54页)。

【评语】

表里兼证而有所偏胜时,当区分表胜还是里胜。表证为主兼有里证,用白虎汤加大黄;里证为主兼有表证,用调胃承气散。张文甫先生歌诀言:"表胜于里表证多,当治其表兼里药。治表宜用白虎汤,兼里大黄二三钱。里证多而表证少,但治其里表证辍。治里调胃承气散,少加柴羌用无多。"

◎ 先表后里论

先表后里无里症，宜服达原加依病。

继而脉来洪大数，邪将出表离内境。

宜用白虎辛凉解，汗出身凉脉已静。

忽然三四五日间，依然发热达原进。

胀满烦渴苔刺生，加上大黄利其病。

久而不去视上下，瓜蒂承气分别应。

达原饮方　见"瘟疫初起论"下（第13页）。

白虎汤　方注见上。

瓜蒂散方　见"但里不表论"下（第88页）。

承气汤方　见"邪已传里论"下（第23页）。

【评语】

　　温疫之邪无里证，服达原饮后脉洪大疾数，为邪欲外出，服白虎汤可解。但三五日仍发热，兼胀满烦渴，舌生芒刺，为疫邪内陷，达原饮加大黄可使温邪从下而解。温邪在内久不去者，在胸膈以瓜蒂散涌吐，在胃肠以承气汤泻下。

◎ 先里后表论

先里后表如何取，始则发热渐加里。

下之既已里病去，二三日内热复起。

头痛身疼脉来浮，汗之必须用白虎。

服之无汗津液竭，加上人参汗如雨。

白虎汤方　见"邪已传表论"下（第19页）。

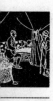

瘟疫安怀集

【评语】

"服之无汗津液竭,加上人参汗如雨",即人参白虎汤或白虎人参汤。原方出自《温病条辨·上焦篇》:"太阴温病,脉浮大而芤,汗大出,微喘,甚至鼻孔煽者,白虎加人参汤主之。脉若散大者,急用之,倍人参。"

白虎汤为辛凉解表剂,作用于气分,入经于阳明,是清解热邪的主要方剂。加入人参,为人参白虎汤,目的在于资助因热邪而耗伤的气阴,其指征为脉大微喘。

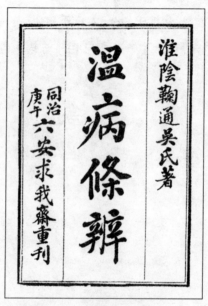

《温病条辨》书影

瘟疫安怀集

瘟疫安怀集　卷四

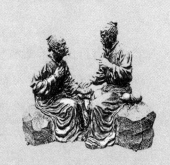

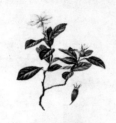

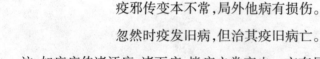

传变不常论

疫邪传变本不常,局外他病有损伤。

忽然时疫发旧病,但治其疫旧病亡。

注:如疫症传诸汗病、诸下症,皆疫之常变也。亦有局外之变者,如素有他病一隅之亏,邪乘夙昔所损而传者,如失血崩漏,经水适来适断,心疼疝气,痰火喘急,皆非常变。素有他症,忽然遇疫而发动旧病,但治其疫而旧病自愈。

【评语】

此段论述素有旧疾复感温疫而出现非常之变的治疗原则:"但治其疫而旧病自愈",符合中医"急则治标,缓者治本"的治疗法则,但是不是治疗温疫而旧病就能痊愈,不可一概而论。

行邪伏邪论

凡邪所客有行伏[①],有难有易有迟速。

行邪易治伏邪难,全在医家不糊涂。

识得出表或出里,不过将邪毕导出。

感邪虽重按法治,万举万全无一失。

注:已传为行,未传为伏。行邪愈速,伏邪愈迟。行邪易见,伏邪难识。

【注释】

①行伏:感邪后以传变者为行,未传变者为伏。

医病相怨论

疫病相传不一次,病嫌医家不善治。

医怪病家不调理,彼此相怨皆非是。

病势气性所当然,随病随治治遂愈。

不论再三病反复,只要病人精神固。

轻疫难识论

疫症易见轻难识,重疫内外症端的。

轻疫唯有头身疼,午后潮热亦依稀。

能食觉胀或恶心,脉来微数能步移。

病不甚显人难识,聊举一二令君知。

男人适遇有四劳,女人恰逢有经期。

七情六欲人难免,宿疾旧病亦有之。

病人亦为旧病发,医家仍照旧病医。

有妨于疫病益甚,至死不悟怨着谁。

明人一见心理会,焉能误治成痼疾。

他病尪羸内消铄，邪火独存脉近数。

偶感微疫暴不食，更加胸膈痞满作。

身疼发热夜不寐，误为虚症妄补托。

愈进愈危不知变，治成坏症难望活。

不为坏症为痼疾，客邪胶固于血脉。

主客交混难分解，三甲散服可消开。

大肉未消真未败，乘时急服莫徘徊。

虽云此药能医治，聊尽人事听之哉。

三甲散**方**

龟板三钱，鳖甲三钱，蝉蜕去足羽三钱，直僵蚕小直硬者佳五分，穿山甲炒五分，牡蛎煅五分，白芍七分，当归一钱，䗪虫草酒制三分，水煎去渣，温服。

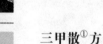

此汤为主剂，若有杂症，各另加。

素有老疟及瘅疟，牛膝首乌一钱加；

若遇胃弱将作泻，九蒸九晒不可差；

素有郁痰加贝母，老痰蒌仁呕勿加；

咽中作痒加知粉；咳嗽须用杏仁添；

素有内伤瘀血症，䗪虫倍用制如法，

无䗪干漆桃仁代，病减即进调理法。

【注释】

①三甲散：见《温疫论·主客交》："夫痼疾者，所谓客邪胶固于血脉，主客交浑，最难得解，且愈久益固。治法当乘其大肉未消，真元未败，急用三甲散，多有得生者。更附

加减法,随其素而调之。"

三甲散功效:搜剔疫邪,固脉散火。主治:温疫误治成痼疾,身热不退,肢体疼痛,胸胁锥痛,脉数。

【评语】

《温疫论》提出主客交学说,本为营血亏虚,疫气内侵,客于血脉,交织不解的状态,后世发挥为正虚邪实、交织黏着的一种病理状态。三甲散为主客交主方,以养血、通络、搜邪、散结于一体,祛邪扶正并进,使"主客交混"分解,疾病自愈。

调理法论

客邪新去邪方开,几微之气费安排。
先与米饮后糊饮,糜粥软饭循序来。
毋先其时毋后时,饥则即与勿缓刻。
稍缓即饥苦难受,再缓即伤胃不开。
若个思食尤再与,虽食难化食复实。
胀满难支胃将败,形神一脱生难获。

【评语】

温邪病愈,但正气损伤,适当的饮食调养是人体机能恢复的重要方面。从脾胃的接受能力方面,应从米汤等流质,到糜糊状半流质,再到软饭等普通食物,循序渐进,不可不顾脾胃的虚弱状态而恣意饮食损伤脾胃。而且一旦病人有饥饿感即要适当进食,过早或过晚进食均可损伤胃气,体现了疾病过程中顾护胃气的思想。

邪不入胃不绝食,邪若入胃食不思。

有食亦必徐徐进,不可强食令食复①。

注:愈后微热、微渴、不思饮食者,此微邪在胃,正气弱,强与食,必食复。当渐进稀粥,以复胃气。

【注释】

①食复:中医病名。热病初愈,脾胃虚弱,因饮食不节而致旧病复发。

【评语】

食复是疾病复发的一个重要方面。温疫病邪初愈,余邪未尽,胃气未复,此时若饮食不节,则影响脾胃的消化和吸收,食滞不化,损伤脾胃,余热复炽,致疾病复发。说明了饮食调养的重要性。

瘟疫安怀集

烦渴思饮酌量与,引饮过多心停水。

停水须用茯苓汤,四苓加陈白术去。

假若邪甚内热极,得水相救不妨与。

此症有饮凉水而得汗者,故无结,但不可过饮。

茯苓汤①方

猪苓二钱,泽泻一钱五分,茯苓三钱,陈皮一钱五分,水煎服。

【注释】

①茯苓汤：为《温疫论·论饮》中四苓汤。原文为："烦渴思饮，酌量与之。若饮食过多，自觉水停心下，名停饮，宜四苓散最效。如大渴，思饮冰水及冷饮，无论四时，皆可量与。盖内热之极，得冷饮相救甚宜，能饮一升，止与半升，宁使少顷再饮。至于梨汁、藕汁、蔗浆、西瓜，皆可备不时之需。如不欲饮冷，当易白滚汤与之。乃至不思饮，则知胃和矣。"

【评语】

温热疫邪入里，内热炽盛，出现烦渴思饮，因邪热所致，当以清泄邪热为主，但可适当饮水，因邪热耗阴，饮水可滋充阴液。但饮水过多，因胃被邪侵，消化障碍，致水饮内停，以茯苓汤健脾除湿利水。方以茯苓健脾渗湿利水，猪苓、泽泻利水渗湿，陈皮理气除湿。此是治标之法。

三复症

◎ 劳复症

疫邪已退脉症平，元气未复莫辛勤。

或因梳洗多言动，遂至发热病复仍。

脉不沉实为劳复，安神养荣汤速寻。

安神养荣汤①**方**

当归三钱，陈皮一钱五分，熟地三钱，桔梗一钱五分，枣仁一钱，远志一钱，白芍酒炒二钱，龙眼肉一钱五分，茯神三钱，生姜三片、枣三枚引。

方歌

安神养荣当归陈，熟地桔梗酸枣仁。

远志芍药龙眼肉，更有甘草与茯神。

此方善治劳复症,姜枣煎服自然稳。

【注释】

①安神养荣汤:见《温疫论·劳复、食复、自复》。原名为安神养血汤,原文为:"疫邪已退,脉证俱平,但元气未复,或因梳洗沐浴,或因多言妄动,遂至发热,前证复起,唯脉不沉实为辨,此名劳复。盖气为火之舟楫,今则真气方长,劳而复折,真气既亏,火亦不前。如人欲济,舟楫已坏,其可渡乎?是火也,某经气陷,则火随陷于某经,陷于经络则为表热,陷于脏腑则为里热,虚甚热甚,虚微热微。治法:轻则静养可复,重则大补气血,候真气一回,血脉融和,表里通畅,所陷之火,随气输泄,自然热退,而前证自除矣。若误用承气及寒凉剥削之剂,变证蜂起,卒至殒命,宜服安神养血汤。"

【评语】

劳复证,并非温疫复发,乃疫邪已退,元气未复,阴血亏虚,复因劳累,虚者更虚所致。热者,虚热也,脉实与不实为辨证要点。虚者补之,气血充足,血脉调和,"自然热退"。

◎ 食复症

食复原因饮食伤,心腹满闷嗳作酸。

轻则损谷能自愈,重则消导自可痊。

三仙散方

青皮二钱,厚朴二钱,神曲二钱,麦芽一钱五分,山楂三钱,槟榔二钱,姜香附二钱,甘草一钱,生姜引。

方歌

三仙散内青厚朴,神曲麦芽山楂着。

槟榔香附各二钱,甘草一钱不须多。

消导须用三仙方,生姜煎服立消磨。

【评语】

　　食复者，饮食过多，脾胃受损，消食导滞为其治，待运化正常，疾病自愈。轻者控制饮食即可。三仙散为田氏所创，但基本方药仍以焦三仙为主，若加槟榔则为"四消散"，有的医家把加入大黄叫"四消散"。而田氏"三仙散"，加入了理气药青皮、厚朴、香附、槟榔，以及甘草、生姜。这样，田氏的三仙散就具备了理气、消食、化积的作用，可谓是创新之方。

◎ 自复症

　　　　　　无故自复邪未尽，此名自复君须问。

　　　　　　前得何症用何药，少事前药即安妥。

【评语】

　　自复为没有原因而疾病复发，这是由于伏邪未尽。复发的症状与原病相同，治疗方法也相同，少与药物，余邪去尽则痊愈。提示外感之邪，治当祛邪务尽。

愈后症

◎ 瘟愈结存论

　　　　　　瘟愈结存块按疼，气滞微闷时有声。

　　　　　　此症邪气已去尽，宿结未除不可攻。

　　　　　　渐进饮食调胃气，胃气稍复自然通。

　　注：此症与邪在胸膈不同，如心下胀满、口渴发热，乃下症也，宜下之。今脉静身凉，烦渴尽除，病已愈矣。只是胃气未复，故不可攻。时医见理不明，即

用木香、沉香降气之药,而误人多矣。

邪在胸膈见"瘟疫杂症"条下(第 76 页)。

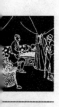

> 愈后数日宜思食,若不思食中不苏。
>
> 得食自思仍不思,少用参汤以唤之。
>
> 食之无味思吞酸,病伤胃气未复元。
>
> 停止一日复胃气,胃气一复自然安。

◎ 愈后大便不行论

> 愈后大便久不行,别无他症不可攻。
>
> 三阴[①]不足肠虚燥,饮食渐进自流通。
>
> 假若谷道觉弩闷,轻则蜜导重六成。

蜜导法歌

> 蜜导法用皂角面,三寸葱白用蜜占。
>
> 投入大便谷道中,一时之中即通便。

六成汤[②]方

当归三钱,白芍二钱,熟地一两,天冬二钱,麦冬二钱,苁蓉六钱,水煎服。

方歌

> 六成汤内当归芍,地黄二冬苁蓉着。
>
> 日后更燥六味丸,泽泻稍加不须多。

六味丸[③]方

熟地八两,山药四两,山萸肉酒蒸四两,茯苓三两,丹皮三两,泽泻一两,共为细末,使蜜为丸,如桐子大,每服三十九。

方歌

> 六味丸用八两地,更加四两山药萸。
>
> 茯苓丹皮各三两,泽泻少许炼蜜丸。

瘟疫安怀集

【注释】

①三阴:指十二经脉中的足太阴脾经、足少阴肾经、足厥阴肝经。

②六成汤:方见《温疫论·大便》。原文为:"愈后大便数日不行,别无他证,此足三阴不足,以致大肠虚燥。此不可攻,饮食渐加,津液流通,自能润下也。觉谷道夯冈,宜作蜜煎导,甚则宜六成汤。"

③六味丸:即六味地黄丸。

【评语】

温疫愈后,大便不行,责之阴亏血少,肠道失润,大便干结难下。治当滋阴养血、润肠通便,六成汤方主之;肾主五液而司二便,肾阴不足,肠道失润,六味丸方主之。六成汤之"六",并非指六味药,而是取《周易》"天一生水,地六成之"之义。此六味药以滋阴养血增水为主,水足则润肠,大便自通。

◎ 愈后泄泻症

愈后脉迟细而弱,黎明后夜泄泻多。

此因命门三阳歉,七成汤服起沉疴。

七成汤①**方**

破故子三钱,茯苓二钱,附子一钱,五味子八分,人参二钱,炙草五分。

方歌

七成汤内破故纸,附子茯苓五味子。

人参甘草照常用,愈后病发八味取。

八味丸②**方**

熟地三钱,山药二钱,萸肉一钱五分,茯苓三钱,丹皮二钱,泽泻一钱五分,桂心一钱,附子一钱五分,姜引。死方活用。

【注释】

①七成汤:方见《温疫论·大便》。原文为:"病愈后,脉迟细而弱,每至黎明,或夜

半后,便作泄泻,此命门真阳不足,宜七成汤。"此七成汤之"七",取《周易》"地二生火,天七成之"之义。此六味药以益气温阳为主,命门火足,则肾气自固,泄泻何有!

②八味丸:即金匮肾气丸。

【评语】

《景岳全书》卷四十五曰:"肾为胃关,开窍于二阴,所以二便之开闭,皆肾脏之所主。今肾中阳气不足,则命门火衰,而阴寒独盛,故于子丑五更之后,当阳气未复,阴气盛极之时,即令人洞泄不止也。"温疫愈后,五更泄泻,乃命门火衰,以七成汤、八味丸方鼓舞命门之火,二便各行其道;又可上温脾阳,升降有序,清浊自分。

瘟疫安怀集

妇人时疫论

妇人时疫与男一,唯恐适遇经来期。

血室空虚邪气乘,故夜发热甚谵语。

血因邪结如结胸,当刺期门以通之。

活人治以柴胡汤,不若刺之为效疾。

柴胡汤方　见前"下后汗论"下(第36页)。

经水适断新产后,素善崩漏气久虚。

宜用柴胡养荣汤,经气一振邪气去。

妊娠时疫随症治,宜下亦用三承气。

通去污邪转清凉,毒消气回胎无虑。

胎若将落药无及,胎落母全亦喜事。

假若时疫有四损,当治其损勿正治。

柴胡养荣汤方　见"表有余邪论"下(第20页)。

注:时医见理不明,遇妊娠下症多不敢下,恐堕其胎,不知胎附于肾、肠胃

之外，子宫内事也。邪热、结粪、瘀血，肠胃事也，药入肠胃，通去其邪，毒消气回，胎气便得舒养，正见兴利除害于顷刻之间，何虑之有！若畏首畏尾，延迟日久，其胎未有不落者，堕胎事小，其病亦难愈。病家多不服药，恐伤其胎，愚人之见也。若瓜秧坏，其胎焉能保乎？

> 产后肠胃两虚弱，疫邪乘入泄泻多。

> 虚邪并见难攻补，二参调胃可救活。

二参调胃汤 见"失下成泻症"下（第55页）。

【评语】

　　妇人在月经期、妊娠期感染温疫，因血室空虚、体弱等因素，出现虚实夹杂证候。治疗当考虑妇人的特殊情况，于虚实之间取当用药。对于妊娠感染温疫，本论打破了传统认为妊娠不可泻下、泻下易堕胎的观念。对于有三承气汤下症者，当大胆应用下法泄热，否则邪热盘踞，妇人不愈，胎也难保。

小儿时疫论

> 小儿疫症人难识，头疼身热乳不思。

> 呕吐恶心渴下利，何暇致思为时疫。

> 遇疫流行求邪治，当视大小为损益。

太极丸①方

　　冰片二分，麝香二分，僵蚕三钱，大黄二钱，胆南星二钱，天竺黄二钱，共为末，端午午时为丸，朱砂一钱为衣，如芡实子大，每服一丸，姜汤调下。

　　方歌

> 小儿时疫有何难，治法只用太极丸。

> 冰麝二分蚕三钱，大黄胆星天行攒。

各用二钱为细末,端午午时合为丸。

朱砂为衣芡实大,每服一丸姜汤研。

假若太极丸不便,调胃承气散可啖。

调胃承气散方 见"失下面肿四肢肿症"下(第54页)。

【注释】

①太极丸:方见《温疫论·小儿时疫》。原文为:"今凡遇疫毒流行,大人可染,小儿岂独不可染耶? 但所受之邪则一,因其气血筋骨柔脆,故所现之证为异耳,务宜求邪以治,故用药与大人仿佛。凡五六岁以上者,药当减半,二三岁往来者,四分之一可也。又肠胃柔脆,少有差误,为祸更速,临证尤宜加慎。"

原方名为小儿太极丸,组成:天竺黄五钱、胆星五钱、大黄三钱、麝香三分、冰片三分、僵蚕三钱,朱砂为衣。功效:清化热痰,息风定痉。主治:小儿时疫。症见憎寒壮热,头疼身痛,不思乳食,心胸膨胀,呕吐恶心,口渴下利,甚则二目上吊,不时惊搐,肢体发痉,十指钩曲,角弓反张。

医学审病法

(凡病皆可类推)

风寒暑湿与燥火,皆可令人大病作。

先分寒热与虚实,次看病在何经络。

识其在表或在里,不过将邪毕导出。

后学不习审病法,糊糊涂涂成甚医。

审病之法亦无多,望闻问切相对合。

望其耳目口鼻舌,闻其声音弱不弱。

问有疼,问有渴,大小便闭利何若。

脉浮数,脉沉数,热在表里休认错。

脉浮迟,脉沉迟,浮寒在表沉在里。

有力为实无力虚,寒热虚实表里知。

此是医学入手法,用久自能透精微。

用药玄机法

瘟疫天地厉气作,时年定有主病药。

医者留心细体认,百发百中无一错。

注:即如本年之病,非甘草、姜、葱、银花、连翘、黄芩、葛根不能解其毒,故方内当见此数味药耳。

此说皆从天时气运而言,太阴少商大肠肺金不及,火盛主热,前半年阳气太盛,后半年阴盛而阳气退避,湿土司天,风湿相搏,故人多里急后重、肠胃作泻、关节不利、身重、发热而渴等症。

太阳经见证法

头项疼腰脊强,发热恶寒恶心,是足太阳膀胱经受证。假若先起恶寒者,本病也;已后发热者,标病也。若有一毫头疼恶寒身热,不拘日数多少,便宜发散,自然热退身凉。

辨证法

表虚自汗者,为风伤卫气,宜实表而汗自收;表实无汗者,为寒伤荣血,宜发表而汗自出矣。

诊脉法

脉浮紧有力为伤寒①,脉浮缓无力为伤风②。

用药法

冬月正伤寒③用麻黄汤,正伤风④用桂枝汤。春秋无汗用羌活冲和汤,有汗用冲和汤。夏月无汗用神术汤,有汗用冲和汤。

(张本)足太阳兮膀胱经,受症腰脊头项疼。

发热恶寒与恶心,先见恶寒是本病。

头疼恶寒身发热,卫分发热标病形。

表虚自汗风伤卫,实表而汗自收中。

表实无汗寒伤营,发表而汗邪出营。

脉浮有力为伤寒,浮缓无力为伤风。

冬日伤寒麻黄汤,麻黄桂枝甘草杏。

冬月伤风桂枝汤,桂枝芍药甘草姜。

春秋伤寒若无汗,宜用羌活冲和汤。

羌防芎芷苍术草,生地黄芩细辛姜。

夏月无汗神术汤,苍术藁本芎芷羌,

细辛甘草葱生姜。夏月有汗冲和汤,

苍术荆芥生姜草,四时感冒亦可尝。

【注释】

①伤寒:指外感风寒之邪的表实证。

②伤风:为外感风寒之邪的表虚证。

③正伤寒:指冬令感受寒邪而即发的风寒表实证。

④正伤风:指冬令感受寒邪而即发的风寒表虚证。

目痛、鼻干、不眠、微恶寒,足阳明胃经受证。假若先起目疼、恶寒、身热者,阳明经本病也;已后潮热、自汗、谵语、发渴、大便实者,阳明胃腑标病也。宜解肌而寒自去;宜下,只看消息用之。

辨证法

目痛、鼻干、不眠、微恶寒、身热,此病在经;潮热、自汗、谵语、发渴、便实、不恶寒,此病在腑。

诊脉法

脉见微洪为经病,脉见沉数为腑病。

用药法

目痛鼻干不眠者,用葛根解肌汤;渴而有汗不解者,用白虎汤;渐热自汗,谵语发渴,揭去衣被,不恶寒反怕热,大便实者,轻则大柴胡汤,重则三承气汤。选用俱在秘方六　顺气汤内加减治之。

(张本)目又疼,鼻又干,恶寒发热不得眠,

　　　　此属阳明胃经症,脉见微洪经病传,

　　　　药宜葛根解肌汤,清凉解表邪速散。

　　　　渴而有汗热不解,白虎汤来可速攒。

　　　　脉见沉实为腑病,阳明腑病标病传,

　　　　法宜解肌退寒邪,大柴胡汤用为先。

　　　　便结谵语三承气,加减治之病霍然。

瘟疫安怀集卷四

耳聋、胁痛、寒热、呕而口苦,足少阳胆经受病。假若先起恶寒身热、耳聋胁疼者,本病也;已后呕而舌干口苦者,标病也,只宜和解表里,宜小柴胡汤加减治之。

辨证法

耳聋、胁疼、寒热、呕而口苦、舌干者,属半表半里,不从标本,从乎中治。

诊脉法

脉见弦数本经病。

用药法

耳聋、胁疼、寒热、呕而口苦、舌干者,只宜小柴胡汤加和解药治之。

(张本)耳又聋,舌又干,胁痛呕苦寒热兼,

俱属少阳胆经病,少阳本病不须言。

舌干口苦呕症见,标病已来到眼前,

不从标来从中治,和解半表半里间。

脉见弦数本经病,小柴胡汤加减安,

柴芩半参草姜枣,若用和解随便添。

腹满自利,津不下咽,手足温,足太阴脾经受证。假若先起腹满、咽干者,本病也;已后身目黄,标病也。内有寒热所分,不可混治。

瘟疫安怀集

辨证法

腹满、咽干、发黄者,属腑热;自利、不渴或呕吐者,属脏寒。

诊脉法

脉见沉而有力者,宜下;脉见沉而无力者,宜温。

用药法

腹满、咽干、手足温、腹疼者,桂枝大黄汤;身目黄者,茵陈大黄汤;自利不渴或呕吐者,宜理中饮,重则回阳救苦汤。

(张本)手足温,小水难,腹满自利咽喉干,

此为太阴脾经受,是为本病不须言。

脉沉有力本宜下,桂枝大黄汤速攒。

而后身热目黄见,尚属标病腑热炎,

治宜茵陈大黄汤,茵陈大黄栀子添。

内有寒热分脏腑,自利不渴呕脏寒,

轻则宜用理中汤,附姜参术甘草煎,

重用白虎救急汤,此脉必沉无力焉。

少阴经见证法

舌干口燥,足少阴肾经受证。假若先起舌干口燥,本病也;已后谵语大便实,标病也。直中者,寒证;传经者,热证。

辨证法

口燥舌干、渴而谵语、大便实者,知其热;呕吐泻利,不渴,或恶寒腹痛者,别其寒。

诊脉法

脉见沉实有力者,宜下;沉迟无力者,宜温。

用药法

　　口燥渴而谵语、大便实，或脐痛，或利清水，心下硬疼者，俱是邪热结燥使然，急用六一顺气汤，即承气汤亦可；无热恶寒，倦卧不渴，或腹痛，或身如被杖，舌如刀刮，寒邪中里使然，即用回阳救苦汤温之。

　　(张本)口燥咽干肾本病，谵语便实标病生，

　　　　　脐痛利清心下硬，俱是泻热燥结形，

　　　　　脉见沉实而有力，急用六一顺气攻，

　　　　　否则或用三承气，热证急下无留停。

　　　　　传经属热须审量，直中属寒君须听，

　　　　　呕吐自利与不渴，倦卧身痛或腹痛，

　　　　　恶寒舌色如刀刮，沉迟无力脉症形，

　　　　　此证属寒宜温治，四逆救苦汤可容。

厥阴经见证法

　　烦满囊拳，足厥阴肝经受证。假若先起消渴烦满者，本病也；已后舌卷囊缩者，标病也。亦有寒热两端，不可概作热治。

辨证法

　　烦满囊拳消渴者，属热；口吐涎沫不渴厥冷者，属寒。似疟不呕，清便自愈。

诊脉法

　　脉沉实宜下，沉迟宜温；浮缓者病自愈。

用药法

　　烦满囊缩大便实，手足乍温乍凉，宜六一顺气汤；口吐涎沫，或四肢冷，过于肘膝，不渴腹痛，呕逆者，用茱萸四逆汤，即回阳救苦汤加减治之。

（张本）消渴烦满肝本病，舌倦囊缩标病形，

　　　　盖有寒热两端病，不可执热害性命。

　　　　烦满囊缩大便实，手足乍温乍寒生，

　　　　消渴并与脉沉实，属热六一顺气攻。

　　　　口吐涎沫或不渴，四肢冷过肘膝中，

　　　　舌倦腹痛呕过甚，脉见沉实宜温经，

　　　　治宜吴萸四逆汤，方从回阳救急生。

　　　　如若似疟不吐者，清利小便病自轻，

　　　　脉见浮缓病自愈，三阴三阳要认清。

备用良方

（原书方后无出处，今整理时予以补缺）

麻黄汤(《伤寒论》)

　　治太阳经脉浮紧，项痛，身疼，发热恶寒，无汗而喘，此峻逐阴邪之良方也。

　　麻黄一钱，桂枝一钱，甘草五分，杏仁一钱，生姜三片，枣二枚。

桂枝汤(《伤寒论》)

　　治太阳中风发热、汗出、鼻鸣、干呕。

　　桂枝一钱，赤芍二钱，甘草一钱，生姜五片，大枣三枚，水煎温服。

羌活冲和汤(《医宗金鉴》)

　　治伤寒两感。

　　羌活一钱，防风一钱，苍术一钱，甘草七分，白芷七分，川芎七分，生地七分，黄芩一钱，细辛七分，姜三片，枣一枚，温服。

冲和汤(《沈氏尊生书》)》

　　治感冒风湿，烦思不宁，鼻寒声重，倦怠不已。

苍术二钱,荆芥一钱,炙草一钱,姜、葱引。

神术汤(《太平惠民和剂局方》)

治四时瘟疫伤寒,发热恶寒,头疼项强,身痛,及伤风头疼、鼻塞、声重、咳嗽等症。

苍术一钱,藁本一钱,白芷一钱,细辛一钱,羌活一钱,川芎一钱,甘草一钱,生姜三片,葱白三寸引。

葛根解肌汤(即柴葛解肌汤,出自《伤寒六书》)

治足阳明目疼、鼻干、不眠、头疼、眼眶痛、脉微洪者。

葛根二钱,甘草一钱,黄芩一钱五分,柴胡二钱,白芍二钱,羌活一钱五分,白芷一钱五分,桔梗一钱五分,生姜三片,枣二枚,水煎温服。

大柴胡汤(《伤寒论》)

治表证未除,里证又急,汗下兼行,用此。

柴胡三钱,半夏二钱,黄芩二钱,白芍二钱,枳实三钱,大黄三钱,生姜五片,大枣三枚,水煎,温服。

六一顺气汤(杨栗山《伤寒瘟疫条辨》)

治伤寒热邪传里,大便结实,口燥咽干,发热谵语,自汗,胸胁满硬,脐腹疼痛等症。

大黄三钱,枳实三钱,黄芩二钱,厚朴二钱,柴胡三钱,甘草一钱,白芍酒炒二钱,芒硝二钱,生姜引。

凡老幼气血两虚之人,或妇人产后应下之症,皆可服此,真良方。

桂枝大黄汤(即《伤寒论》桂枝加大黄汤)

治太阳经伤风,发热,自汗,恶风。

桂枝一钱,白芍酒炒三钱,大黄三钱,甘草一钱五分,姜、枣引。

茵陈大黄汤(即《伤寒论》茵陈蒿汤)

治头汗出,欲发黄。

茵陈三钱,大黄二钱,栀子三枚,水煎服。

加味理中汤(《伤寒六书)》

治太阴经病自利不渴,阴寒腹痛,中气虚损,久不能愈,或中虚生痰等症。

人参三钱,白术二钱,干姜一钱五分,陈皮一钱五分,肉桂一钱,茯苓二钱,甘草一钱,生姜三片、枣二枚引。

回阳救苦汤(即《沈氏尊生书》中回阳救急汤加减,原方无熟地)

治邪中足阴经真寒症,无热不渴,便溏,恶寒,四肢厥冷,战栗,腹痛吐泻,手足甲青,唇青,或舌卷囊缩,脉沉无力,或至无脉。

人参三钱,白术三钱,附子二钱,炮姜二钱,肉桂一钱,熟地三钱,茯苓二钱,五味子一钱,陈皮一钱,半夏二钱,姜引。

茱黄四逆汤(即《伤寒论》四逆汤加吴茱萸)

治厥阴中寒,小腹痛甚。

吴茱萸三钱,附子二钱,干姜一钱五分,炙草一钱五分,水煎温服。

乌梅丸(《伤寒论)》

治蛔厥。

乌梅三五个,细辛五钱,党参五钱,附子五钱,桂枝五钱,柏皮五钱,十姜八钱,蜀椒一两三钱,黄连一两三钱,当归三钱。

上各为末,以酒浸乌梅一宿,去核,捣乌梅成泥和匀,诸药炼蜜为丸,如桐子大,米饮送下,每服十丸、二十丸。忌生冷滑物。

灵应豁心丹(田净意自拟)

专治时疫及时邪风寒紧痧急症,或中风、中寒、中食、中痰、中恶、中毒,牙关紧闭,心烦意乱,身热咳嗽,头眩,四肢疲倦,昏闷心慌,忽惊忽战,腹痛呕吐。即用少许吹鼻,男左女右,再用白开水、姜二片调药末,或三分、或四分为准,连服二次即愈。

枳壳八分,细辛一钱,朱砂八分,薄荷一钱五分,桔梗一钱五分,雄黄八分,羌活一钱,嫩牙皂一钱,枯矾一钱五分,法夏二钱,白芷一钱五分,甘草八分。

五瘟至宝丸（田净意自拟）

治时行瘟疫，上吐下泻，两胁膨闷，心腹疼痛，大渴饮水诸病；不服水土、山岚瘴气、疟疾等症。

陈皮、半夏、枳壳、香附、苍术、厚朴、砂仁、茯苓、扁豆、黄芩、藿香、薄荷、苏叶、山楂、神曲、麦芽、甘草。

上药各四两为末，用鲜薄荷叶煎浓汁为丸，重三钱，大人两丸，幼者一丸，姜汤调下。

【评语】

上方总十六方，其中麻黄汤至茱萸四逆汤十三方均系上文"太阳经见证法"至"厥阴经见证法"中所用处方。灵应豁心丹与五瘟至宝丸系田净意自拟处方，序文（第128页）中说，田氏曾"命门弟子有力者修合施送，济世活人"。

瘟疫安怀集

附一:关于田净意的传说

—※—

田净意姓田,名鸾,字净意,生活在晚清道光年间,他在巩义的历史上,尤其是在医药学史上,留下了美谈。

县志上说,田净意从河北迁来,善扶乩占卜,又善治病,能写诗作文,更精于写八股文。离奇的是,他在巩义海上桥村隐居时,常常来无影,去无踪,人们能闻其声而难见其面,所以人们称之为"田仙"。

他究竟来自哪里呢? 因其人行为离奇,于是便有种种臆猜和传说。有说他是白莲教中人,因在南方起事,受到清政府的镇压而失败后,隐姓埋名藏于巩义山中。也有人说他因相貌奇丑,才高遭妒,曾因赴科考而受辱,遂断绝功名之念,立誓不为名相,要为名医。加之他精通阴阳五行,遂游走天下,悬壶治病。来到了巩义海上桥后,见此处是风脉之所聚、地脉之所结的风水宝地。当时海上桥古木参天,山色秀丽,石奇泉美,野花开得分外茂盛,于是,就安下身来,居住在此。他对外只称相貌丑陋,概不见人。

巩义民风淳朴,善待来客。大家一见来了外地人,便送粮送米,送蛋送肉,表示友好。对送来的东西,田净意照价付钱,邻里十分和睦。他重新起名,姓田,名鸾,字净意,再不过问世事。巩义海上桥山高沟深,一日,他前往山岭漫步,只见一老者挑一箩头,脸色惨戚地向草莽深处走去。田净意见箩头中放一小棉被裹着的男孩,忙问老者何事慌忙。老者云,中年得子,不知什么原因,孩子拉肚子不止，今早上，眼一翻，气息全无，只好送上山来。

田净意一惊，赶忙上前说："我看孩子还有救不？"他蹲下身伸手一摸，孩子身上还有余温。于是，他解开棉被，轻轻推拿，未上五十下，孩子已有喘息。推到百十下，孩子脸色红润，发出啼哭之声。

"孩子无事了。"田净意对老人说。"咚"的一声，老人给田净意跪下了。

田净意是"仙"，消息不胫而走。

找田净意看病的人多了起来。除了巩义之外，荥阳、登封、密县也有人找他治病。

田净意看病有个规矩，他从不出头露面，前来就诊的人只需在他设的香案前焚香三炷，闭目祈祷，自陈病情，隔不了多久就会在香案上看到他开出的处方，患者照方服药，药到病除，可谓是华佗再世。

道光初年，出现旱灾，偏又遇着蝗灾。庄稼不但不收，连禾苗也被蝗虫吃个精光，接着瘟疫流行，死人无数。

田净意的香案后飘出了一张张处方，以救病危之人。

忽一日，海上桥的乡亲们在山坡上抬回一个病倒的洛阳书生。他要上京赶考，不料遇上瘟疫，一连几天，水米无进，出气得多，回气得少，骨瘦如柴，奄奄一息。乡亲们说，只有"田仙"才能看好此病，因此，也不管田净意心中怎么想，便抬到他的住处，往院里一放，拔腿就走。一会儿，人们回到田的住处，只见香案上开出一张汤方：

大黄五钱、厚朴三钱、枳实两个、芒硝三钱，姜引。

人们按方煎了药，强行灌下，过了两个时辰，这个书生才逐渐有了气息。

田净意不断变换药方，未过多久，洛阳书生便能下床走动。

洛阳书生自负才高。几天下来，他觉得此人甚是神秘，于是诚心邀见。焚香三炷过罢，便见香案上放着一个判词：

八股文章格式严，岂能放任作妄谈，

起承转合成一气，敢笑州官不值钱。

洛阳书生自己正为文章不大通达着恼,心焦气躁,得了瘟疫,见了判词,心惊肉跳。他取出文章,放于香案之上,恳求"田仙"指正。

第二天焚香毕,果见自己的文章已被改过,文通字顺,转合十分巧妙。

洛阳书生赴京考试,出的题正和田净意改过的那篇文章相合,中了进士。两年过后,擢升陕州知事。

这日,洛阳书生陕州赴任,路过大峪沟磨盘山,忽想起田净意,再去拜访。只见田净意的院门新贴一副对联:

> 明月一壶酒
>
> 清风万卷书

字写得龙飞凤舞,洛阳书生倍加钦佩,提出想见先生一面。他刚诉说完,只见香案上早有判词:

> 谋面何如不相见,顺遂天意多自然,
>
> 来年赏菊岭南处,始见黄巢器已悬。

> ……

洛阳书生面对"器已悬"三字,暗自揣测,先生博学多才,怎能有如此错讹?想当年黄巢起义时,何等威武,写一首诵菊诗道:"待到来年九月八,我花开后百花杀,冲天香阵透长安,满城尽带黄金甲。"可见其志吞八荒,气宇轩昂。于是,书生顺势将"始见黄巢器已悬"改作"始见黄巢气宇轩"。

第二年九月,已做了陕州知事的书生到崤山一带视察农桑,刚进大山入口处,只见几个大汉从密林内窜出,举着刀杖,口里大喊:"要命的,拿钱来!"一边嚷一边直扑上来。

知事大惊,忙命轿夫掉头猛跑。才拐过山头,速度太快,轿子一冲就掉下山崖去了。知府被从轿中甩出,碰到一棵小树上,直甩得鲜血淋漓,差点儿晕过去。

知事连藏带躲,回到任内,得了一个怪病。此病由疮口流水,流到哪儿哪儿烂。白天流黄水,晚上结痂,奇痒无比,一搔痒又破,再流黄水。寻遍名医,无人得治。他想到了田净意，越想越觉得此人高深莫测，"器已悬"不就是指轿子凌空摔下山崖嘛，怎奈自己无知反而改先生判词，实在荒唐。又想，此人既然一年前算出此事，一定能治好此病。于是他又一次乘轿到海上桥就医。焚香完毕，坦诚诉说。小小屋内，充满腥秽之气。

香案上飘下一纸判词：

> 此病由是心间生，灵芝调治亦不能，
>
> 劫数躲过人自福，蒺藜能除此中病。

处方：

> 蒺藜九棵，外加十三星水煎后涂于患处。

知府立即命人拔来九棵蒺藜，又外摘十三个大蒺藜，架起火来，熬成一锅黄汤，是夜，涂抹患处，立刻解痒止痛，感觉十分舒畅。第二天黄水不流，连续五天涂抹，已病愈。

隆冬时节，天地一片银白。一场大雪把磨盘山装点得分外壮观。夜深时，一个外地口音的人踏雪拜访，田净意一见，竟是自己在南方时的一位朋友朱某。老朋友相见，抱头大哭。当年在白莲教中，他和朱某亲如兄弟。朱某说，兵败后，他先是蛰隐鹿邑，后听说巩县有一治病能人，著书立说，救治乡民，擅长婴儿病和瘟疫诊治，一猜便知是田净意。朱后来考上举人，游居荥阳，因此前来拜访。

田净意一声长叹，悲社稷生灵涂炭，恨自己壮志难酬。

朱某工诗善画，喜绘鸟兽竹石，他对着河山吟诵道：

> 老我雄心总不衰，经营画料与诗才，
>
> 奋毫写出游龙石，犹想拿云抱雨来。

之后，他把自己的诗题在了《鹰石图》上。

田净意医术炉火纯青，吟诗作赋改文章更是拿手好戏，他脱口吟道：

> 鸾系凡鸟难为才，亚父哭罢谁心哀，
>
> 一枝秃笔写老方，解脱生灵世间灾。

瘟疫安怀集

两人吟罢，抚掌大笑。

朱某说："我在荥阳之时，闻听兄台占卜很灵验，能否给我说个一二？"

田净意说："平素行医，望闻问切，除了诊其脉象，无非听其言，观其色，便能切中要害。占卜之术，亦无非如此耳！"

朱某说："你能猜出我此来的目的吗？"

"这又有何难？"田净意随口答道，"想劝我出世，再图功名！"

原来，朱某隐姓埋名，食宿难安，为改变生活现状，他隐瞒身世，二次中举，任荥阳县教务，处理日常事务之余，倍觉孤单。他想起田净意才华过人，如能参加科考，捞个一官半职，并非难事。如能同时为官，今后也能和自己相互有个照应。

田净意说："你不要再劝我参与科举，我对那一套一点兴趣也没有了，况当今官场腐败，钩心斗角，我何必再蹚那浑水，龌龊我半世名声？俗话说，不为良相，便为良医。这辈子我是做不成良相，只求做个良医。兄台不必劝我，我心意已决。"

田净意和芝田的重三氏王殿科交往甚笃，王殿科为芝田能人，家道殷实，陈吟诗作赋外，还有一绝活，就是擅长刻版印刷，把毕昇的刻印之术练得炉火纯青。一日，王殿科拜访田净意说："近日乱党又起，朝廷缉拿甚急，对印刷出版管得又严，一时闲暇，特来拜访。"

田净意沉思良久说道："我说近日不得安生，有生人和村中无赖不断黄夜潜入我小院，暗窥绿云亭，惊扰我不能行医。也罢，'何立从东来，我向西方走'，只求先生将我以心血著成的书稿付梓成书，也不枉你我相识一场。"

王殿科按田净意所嘱，整理其书稿，并亲自操刀刻版，于道光十七年(1837)印刷成书，共有《瘟疫安怀集》两本四部，《育婴集》两本两部，八股范文《鹿鸣集》两本。书一问世，立即引起震动，上门求购者络绎不绝。医范奇香三千里，阆苑陈墨自此传。忽一日，王殿科去海上桥给田净意送样书，一进田净意所居小院，只见墙头结满丝萝，地上尘土很厚，香火熄灭，蛛网已结在上面。

有知情者说，自你上次走后的第二天起，再没有见过"田仙"了。

摘自《史话巩义》

（王振江，孙宪周，贺宝石，等主编，中州古籍出版社，2012 年 4 月第 2 版）

瘟疫安怀集

附二：原木刻本影印（部分）

—※—

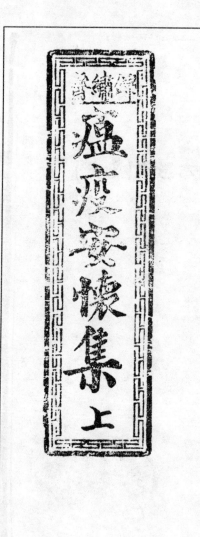

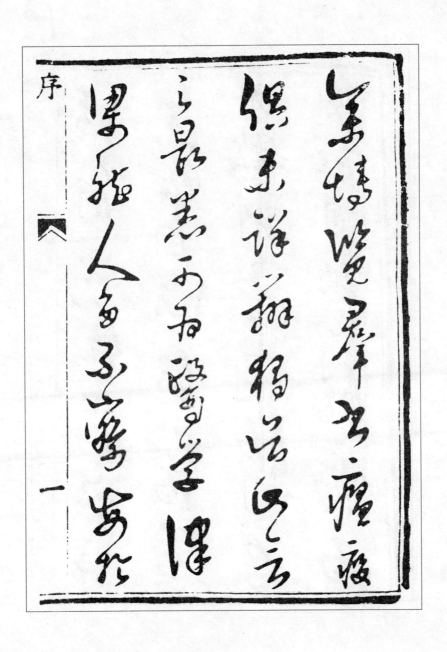

序

一

附二：原木刻本影印（部分）

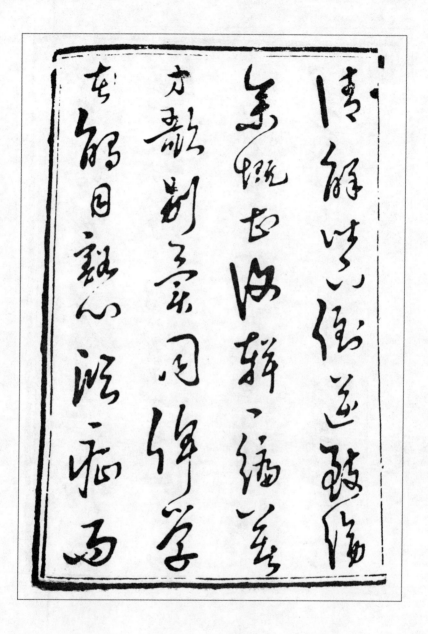

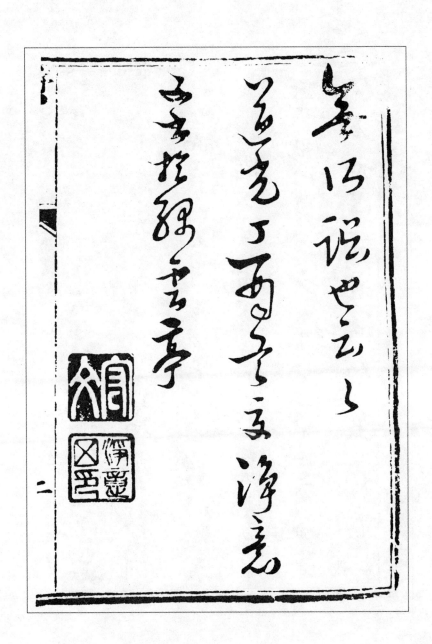

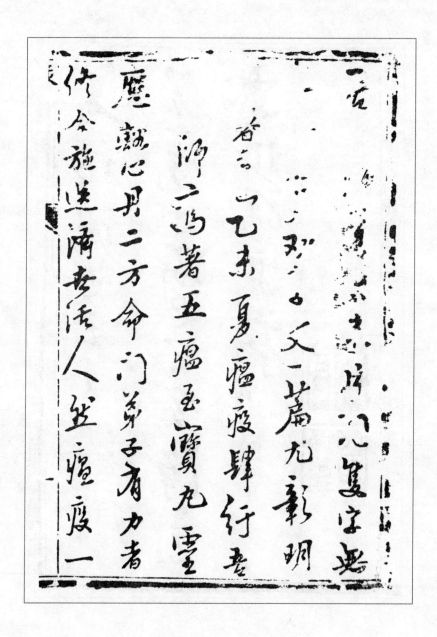

者言乙未夏瘟疫肆行豈

師鴻著五瘟玉寶丸靈

應輒心丹二方命門第子有力者

修合施送滿吾活人並瘟疫一

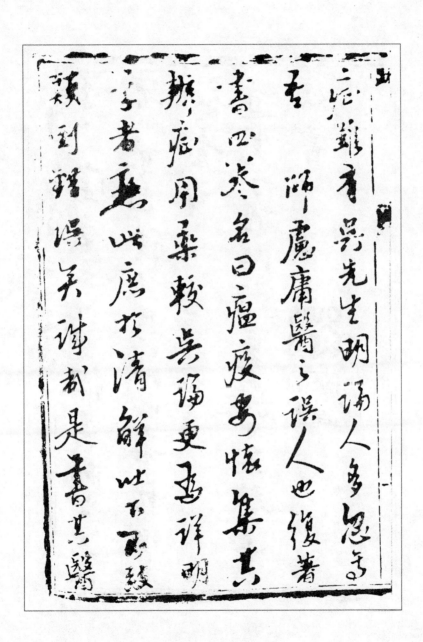

此疾難者吳先生明諭人多愆乎
素師庸醫之誤人也復著
書四卷名曰瘟疫每悵集其
辦癥用藥較其福更為詳明
予書志此廣於清解此不可致
顆到錯悞美讀裁是書其醫

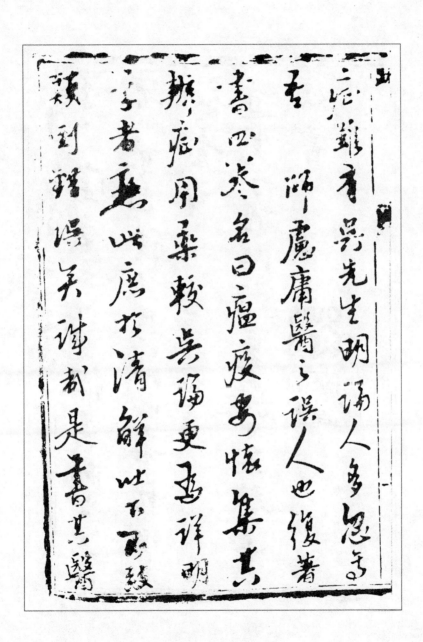

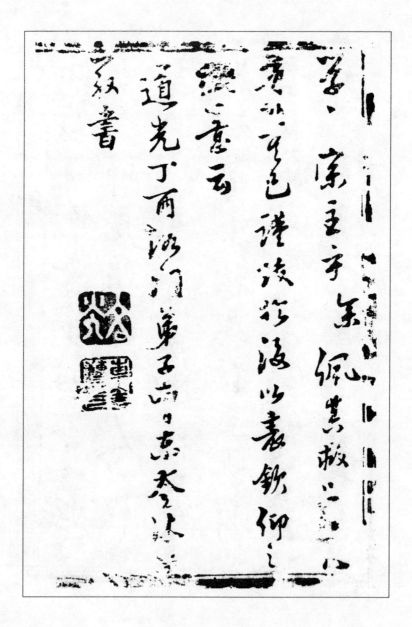

瘟疫安懷集序

天地以好生為心生生化化品物流形道之所

以恒久而不已也今　先生亦以好生為心

直欲然一夫之不獲是其德同覆載即與覆畫

同悠久矣乙未夏瘟疫肆行幾隆老幼於塗炭

中吾　先生大有所不忍也因修書一卷題

曰瘟疫安懷集書既成刊以行世即其辨諸症

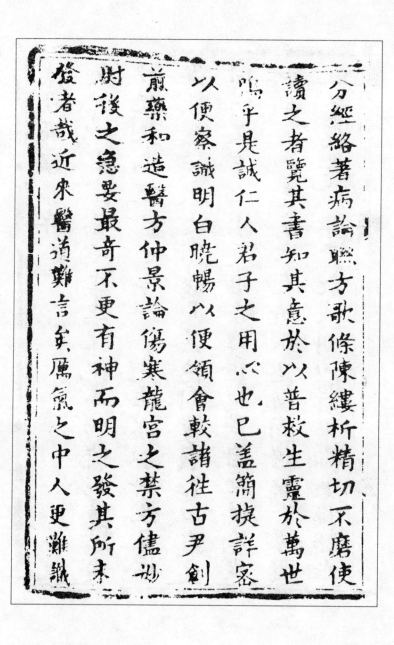

分經絡著病論贜方歌絛陳縷析精切不磨使
讀之者覽其書知其意於以普救生靈於萬世
嗚乎是誠仁人君子之用心也已蓋簡挍詳密
以便察誠明白曉暢以便領會較諸往古尹創
煎藥和造醫方仲景論傷寒龍宮之禁方儻必
肘後之急要最奇不更有神而明之發其所未
發者哉近來醫道難言矣厲氣之中人更難識

羲仰旋五運六氣未熊畫悉而於四時寒病翼
以畫的甲藥不當貽害轉深其視安之懷之为
何如哉惟　　先生默體夫　　宣聖安懷
之遺意自以為補救事澈澈夫陰陽造物之感
藴獨作一輔相家諸症乎云畫善而瘟疫又必
致詳登諸簡策永垂圖籍遂令千百載下披閱
之餘仰見濟世活人之深心參天地贊化育之

六

予

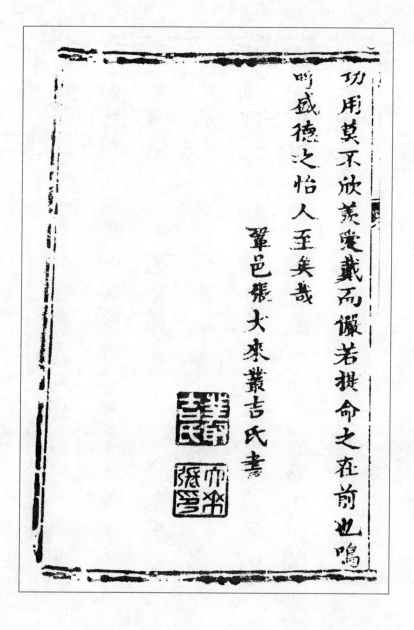

功用莫不欣羨愛戴而儼若挺命之在前也嗚

明盛德之怡人至矣哉

單邑張大來叢吉氏書

瘟疫安懷集

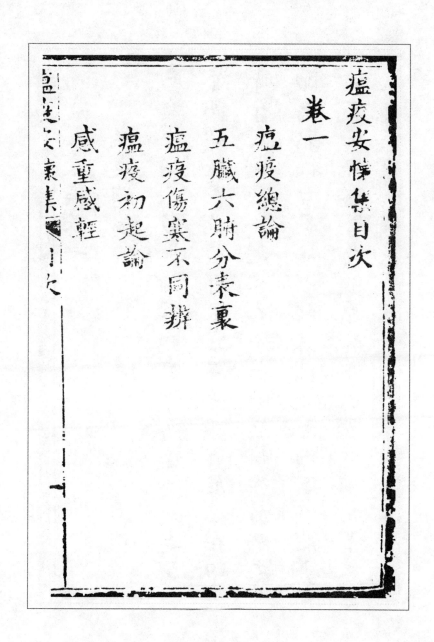

瘟疫安懽集目次

卷一

瘟疫總論

五臟六腑分表裏

瘟疫傷寒不同辨

瘟疫初起論

感重感輕

附二：原木刻本影印（部分）

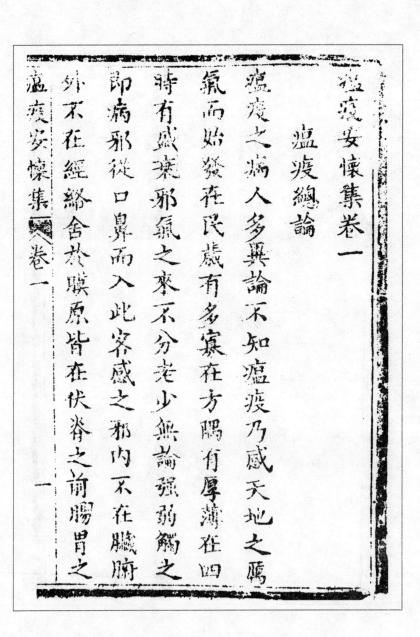

瘟疫安懷集卷一

瘟疫總論

瘟疫之病人多異論不知瘟疫乃感天地之癘
氣而始發在民歲有多寡在方隅有厚薄在四
時有感乖邪氣之來不分老少無論強弱觸之
即病邪從口鼻而入此客感之邪內不在臟腑
外不在經絡舍於膜原皆在伏脊之前腸胃之

一

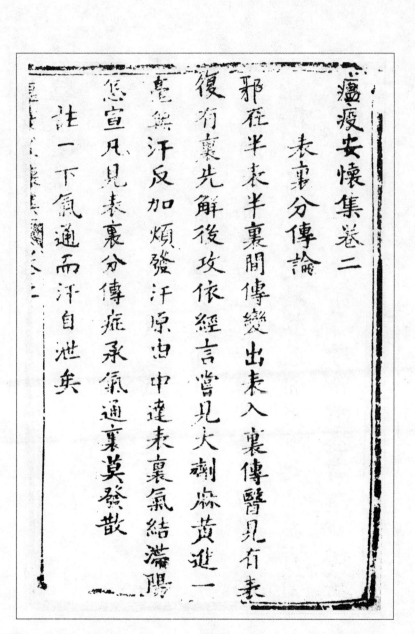

瘟疫安懷集卷二

表裏分傳論

邪徑半表半裏間傳變出表入裏傳醫見有表

復有裏先解後攻依經言嘗見大劑麻黃進一

盅無汗反加煩發汗原忠中達來裏氣結灘陽

怎宣凡見表裏分傳症承氣通裏莫發散

註一下氣通而汗自泄矣

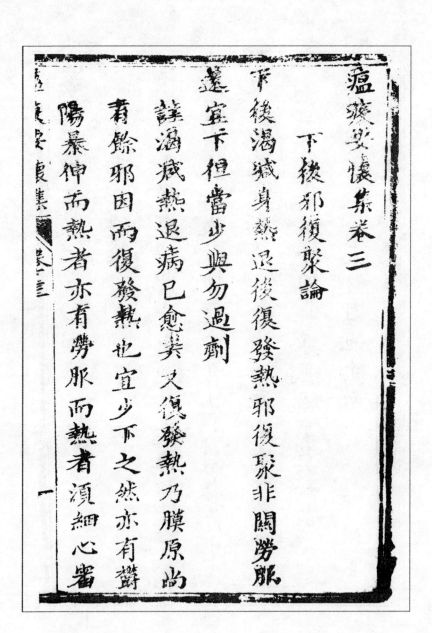

瘟疫安懷集卷三

　下後邪復聚論

下後渴減身熱退後復發熱邪復聚非關勞脈

蓋宜下但當少與勿過劑

諸渴減熱退病已愈矣又復發熱乃膜原尚

有餘邪因而復發熱也宜少下之然亦有鬱

陽暴伸而熱者亦有勞脈而熱者湏細心審

一

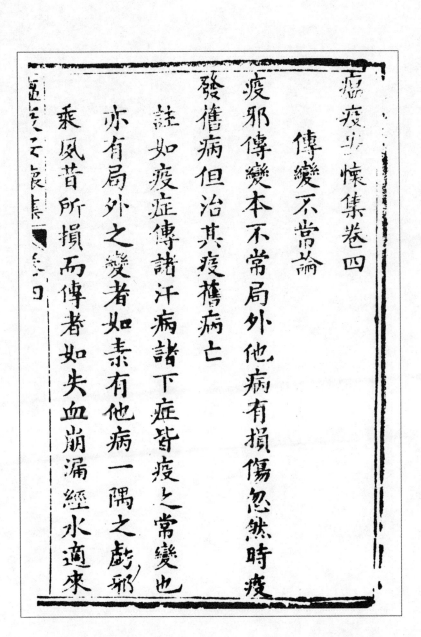

瘟疫安懷集卷四

傳變不常論

疫邪傳變本不常局外他病有損傷忽然時疫

發儔病但治其疫儔病亡

註如疫症傳諸汗病諸下症皆疫之常變也

亦有局外之變者如素有他病一隅之蓄邪

乘風昔所損而傳者如失血崩漏經水適來